龙城科普系列丛书·药师进万家科普丛书

癌症用药手册

何光照 徐姗 主编

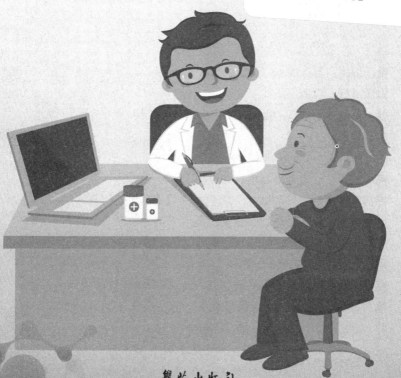

学苑出版社

图书在版编目（CIP）数据

癌症用药手册/何光照，徐姗主编. — 北京：学苑出版社，2018.10

ISBN 978-7-5077-5551-0

Ⅰ. ①癌… Ⅱ. ①何… Ⅲ. ①徐… Ⅲ. ①癌－用药法－手册 Ⅳ. ① R730.5-62

中国版本图书馆 CIP 数据核字（2018）第 207374 号

责任编辑：黄小龙
出版发行：学苑出版社
社　　址：北京市丰台区南方庄 2 号院 1 号楼
邮政编码：100079
网　　址：www.book001.com
电子邮箱：xueyuanpress@163.com
销售电话：010-67601101（销售部）　67603091（总编室）
印　刷　厂：江阴金马印刷有限公司
开本尺寸：890×1240　1/32
印　　张：4.875
字　　数：116 千字
版　　次：2018 年 10 月第 1 版
印　　次：2018 年 10 月第 1 次印刷
定　　价：45.00 元

《龙城科普系列丛书》编委会

《药师进万家科普丛书》编委会

本书编委会

总　序

　　药物是人类在从事生产劳动时，自觉或不自觉地探索大自然所得到的成果，人类保持健康的基本需求是其不断发展的核心动力。从人类诞生起就有了药物。远古时期，炎帝神农氏遍尝百草，宣药疗疾。现代社会，随着医学技术的飞速发展和社会文明程度的普遍提高，人民群众的健康状况得到了较大的改善，但是，据国家卫计委调查显示，2015 年全国居民健康素养水平为 10.25%，仍处于一个较低的水平。另一方面，高速增长的药店、诊所和网购药品市场，让人民群众获得药物更为简单。便捷的购药途径与较低的健康素养背后，隐藏着与药物选择、使用、保存、观察不良反应等相关的一系列隐患与风险。

　　在 2016 年召开的全国卫生与健康大会上，习近平总书记强调："没有全民健康就没有全面小康。要加快推进健康中国的建设，努力全方位、全周期保障人民健康，为实现'两个一百年'奋斗目标、实现中华民族伟大复兴的中国梦打下坚实健康基础。"作为卫生计生工作者，提高人民群众的医学科学素养、传播药物健康知识是我们的天职。我们积极开展"天使志愿服务""药师进万家"等形式多样、群众喜闻乐见的活动，让群众懂得疾病的规律，逐步增强预防疾病的意识，掌握改变生活方式的技巧，提高自我健康管理的能力。

　　药物发挥治病救人的作用，除了医生开对药，还需患者用对药。

为了向人民群众普及科学用药知识，提高用药的依从性，我们组织我市医学和药学专家编写了"药师进万家科普丛书"。《龙城科普系列丛书》是江苏省常州市科协重点支持的项目，通过鼓励、支持社会各界组编科普图书，惠及大众，以打造龙城科普品牌。考虑到《龙城科普系列丛书》内容涉面广、体量大、专业性强，应丛书编委会要求，对系列科普书种类进行了细分，分为若干子丛书。"药师进万家科普丛书"即为其中一种子丛书。本丛书根据不同的医学、药学领域为每册书分别成立编委会，以通俗易懂的语言，向公众宣传普及科学用药知识和健康文明的生活方式。丛书能够把专业性强、人们不熟悉的医学知识转化为适应大众的"套餐"，让人民群众把这些专业知识消化成"常识"，具有很强的针对性、实用性，是一套能让大家读得懂、学得会、用得上、信得过的科普读本，可谓是群众用药的"科学帮手"。

我相信，"药师进万家科普丛书"必将对人民群众的健康有所裨益。今后，我们还将根据疾病谱的变化和人民群众的需求，不断推出新的科普丛书，满足人民群众了解健康知识的需要。

常州市卫生和计划生育委员会党委书记 主任　朱柏松

2017 年 10 月

前 言

　　癌症，也常被称为"恶性肿瘤"。癌症的发病率在一定阶段随经济的快速发展而呈现增加的趋势。癌症已经严重危害到人们的身体健康，并给社会和家庭带来了沉重的负担。癌症的治疗手段主要有手术、放疗和药物治疗。其中，药物在癌症治疗中具有十分重要的地位，药物治疗的效果得到了国内外主流医学的广泛认可。目前癌症治疗药物种类包括化疗药物、内分泌药物、靶向药物、免疫药物以及中医药等。

　　但是，有很多人觉得癌症的药物治疗非常可怕。他们一方面害怕抗癌药物所致的恶心、呕吐、脱发、抵抗力低下等毒副反应，另一方面质疑药物治疗的有效性。因此，提升全社会尤其是癌症患者及其家属对癌症药物治疗的科学认知水平，显得尤为重要。

　　癌症的药物治疗需要医务人员和患者及其家属的积极参与和配合。作为医务人员，临床药师是深入临床一线的药学工作者，他们通过了解患者用药期间的多种情况，能够及时发现实际存在的或预防潜在的用药问题，并与医生、护士、患者及其家属进行沟通来解决这些问题。肿瘤专科临床药师，能帮助人们正确认识癌症和抗癌药物，努力为癌症患者营造一个良好的社会氛围，和医生护士一起，为癌症患者提供有针对性的用药服务，帮助患者顺利地接受药物治疗。

　　作为长期工作在抗癌一线的肿瘤专科临床药师，编者深切体会到患者及其家属对癌症普遍存在认知不足的情况。在常州市卫生和计划生育委员会、常州市科学技术协会、常州市肿瘤医院、常州市第二人民医院、扬子江药业集团有限公司和常州市医院协会医院药事管理委员会的大力支持下，依托"龙城科普系列丛书——药师进万家科普丛书"的平台，多名一线的临床药师齐心协力，发挥各自的专长，编写了这本科普读物。

本书从临床药师的独特视角，以通俗易懂的语言，客观准确地解答了人们对癌症的药物治疗普遍关注的疑问，还将最新的药物治疗信息传递给读者。通过阅读本书，可以帮助读者理性认识癌症的药物治疗，减少和消除癌症药物治疗过程中的恐惧，帮助患者积极地配合医务人员接受治疗，进而提高抗癌治疗疗效并降低药物毒副反应。

编者衷心希望《癌症用药手册》一书能成为大家了解、认识和战胜癌症的好帮手。同时，鉴于编者水平有限，书中难免有各种不足之处，欢迎读者不吝指正。

编者
2017 年 8 月

目　录

第五章 抗癌药物的常见毒副反应防治

第六章 癌痛及其药物治疗

第七章 其他癌症并发症及其药物治疗

第八章 癌症的药物治疗常见认识误区

第九章 饮食与营养治疗

第一章
临床药师就在您身边

众所周知，医生负责看病，护士负责护理，药师负责药品供应。在门诊，大家取药的时候会接触到药师，所以对药师的印象通常只是配药、发药的工作人员。而在病房，大家除了接触到医生和护士，也会接触到药师，他们又称为临床药师。虽然大家对临床药师的知晓度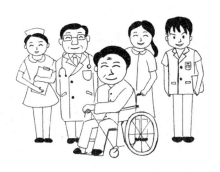还不高，但临床药师却实实在在地为保障人们的健康而努力着。在癌症患者和家属的身边，除了有医生和护士外，其实还有临床药师。

一、什么是临床药师？

临床药师，既不是负责配药、发药的药师，也不是负责患者日常诊疗工作的医生。那么，临床药师到底扮演什么角色呢？

临床药师是依托临床药学专业而发展起来的一种新兴职业，是药师队伍中的一个重要分支，其主要职责是以患者为中心，以合理用药为核心，直接参与用药相关的临床工作。临床药师以其丰富的药学知识，与医生一起为患者设计和提供最安全、最有效的用药方案，在帮助患者安全、有效的用药过程中发挥着关键作用。临床药师的工作场所包括病房、临床药学办公室、用药咨询窗口、药物咨询门诊等。

临床药师都是药师，但并不是每位药师都是临床药师。在国内，药师要成为临床药师，必须在国家批准的临床药师培训基地接受为期一年的规范化培训，并且通过严格的考核才能被授予临床药师岗位培训证书。目前，临床药师队伍还处在不断发展壮大的阶段，其数量有很大的缺口，大多数医院难以做到每个临床科室均配备临床药师。

二、临床药师在病房做些什么？

临床药师只有深入临床一线，了解患者用药期间的生理和心理状态，与医生、护士做面对面的沟通，才可能及时发现、解决实际存在的或预防潜在的用药问题。临床药师在病房主要做以下工作。

（一）查房

临床药师查房通常有两种形式：医学查房和药学查房。医学查房，即临床药师和临床医生一起查房，在了解到患者的病情和用药情况后，可以及时地和医生探讨最佳的用药方案和用药注意事项。药学查房，即临床药师独立查房，除了向患者交代用药注意事项、解答患者及家属用药疑问外，还通过了解患者的用药情况，发现存在的用药问题，向医生提出用药建议。

（二）用药教育

在患者住院期间或者出院时，临床药师会常规指导患者用药方法及用药注意事项，必要时发放用药宣传材料。在查房过程中，发现患者对用药方法及注意事项等认识不足，也会有针对性地开展用药教育。

（三）用药医嘱审核

临床药师根据患者的病情及相关检查结果，发挥药学专业优势，从用药指征、用法用量、药物相互作用、配伍禁忌、用药注意事项等方面着手，审核住院患者的用药医嘱。发现用药医嘱有疑问时，临床药师会及时与医生沟通，从而减少和避免用药不合理甚至用药差错。

三、临床药师在病房外还做些什么？

由于其工作性质原因，临床药师在病房外还会开展很多项工作，下面简要介绍与患者直接相关的工作事项。

（一）用药咨询

临床药师开展用药咨询工作，一般在用药咨询窗口或者药物咨询门诊，主要面对的是门诊患者。门诊患者在药房取药前后，如果有用药疑问，可以直接向临床药师咨询。如果患者在院外遇到用药问题，无法到医院现场咨询，也可以采取打电话、发微信或者其他远程咨询的方式。临床药师欢迎患者及其家属、广大群众通过各种形式咨询用药问题。

（二）合理用药宣传

临床药师通过编写用药宣传材料，以纸质版手册或微信公众号等形式向患者及其家属、普通大众推送合理用药知识。还常通过医院内部的健康讲座、医院外面的社区健康讲座、新闻媒体等渠道，宣传合理用药。

四、什么情况下需要联系临床药师？

目前患者对于临床药师的具体工作内容不太了解，所以很少会主动联系他们。随着工作的不断普及和深入，患者对于临床药师的了解也在增加。越来越多的患者接受了临床药师优质的药学服务，

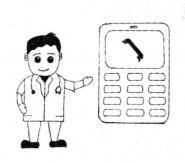

顺利地接受了药物治疗，并且提高了治疗效果。那么，什么情况下您需要联系临床药师呢？

总的来说，遇到任何与用药有关的问题，如用药注意事项、药物毒副反应防治、用药期间饮食注意事项等，您都可以主动联系临床药师，具体原因表现在以下两种情况：

1. 医生和护士因为工作强度较大，没有时间为您解答的用药问题。临床药师由于专注于药物治疗工作，对于用药问题的解答通常会较为详尽。

2. 医生和护士因为专业背景等原因，暂时不能为您解决的用药问题。临床药师通过与医生护士的专业互补，共同为患者的药物治疗保驾护航。

五、临床药师可为癌症患者做些什么？

（一）指导患者正确接受抗癌药物的治疗

指导患者正确接受抗癌药物的治疗，提高用药依从性，是临床药师为癌症患者提供药学服务的重要内容。

以帮助患者处理药物毒副反应为例：在癌症患者首次治疗前和治疗过程中，临床药师向患者交代所用药物治疗方案可能出现的毒副反应及注意事项，解答患者对药物毒副反应的各种疑问，以消除患者的疑虑，为其增强战胜癌症的信心。

案例介绍：

张女士，在胃癌手术后，接受SOX(奥沙利铂和替吉奥)方案治疗。用药第3周期后出现了转氨酶升高，医生常规给予护肝药物治疗。

张女士听到医生说自己的肝功能发现了异常，就想到"肝是多么重要的器官啊""肝功能怎么出现了异常呢"。在临床药师查房时，她把对肝功能异常的担心告诉了临床药师。

临床药师告诉她，肝功能异常的影响因素很多，不一定是化疗药导致的毒副反应。目前她的肝功能异常表现为转氨酶高，异常程度仅为轻度，并且使用了护肝药后，转氨酶有所下降，提示肝功能有所恢复，没有必要过于担心。由于她已经化疗了3次，还需要继续化疗。在后面每次化疗前，均会再复查肝功能。医生会针对转氨酶升高的情况进行合适的处理，确保她的肝脏得到有效的保护。

在随后的化疗过程中，转氨酶并未出现明显上升，也未再使用护肝药。张女士顺利完成了 8 个周期的化疗。患者通过此类问题的咨询，对临床药师产生了明显的信任，增强了战胜癌症的信心。

临床药师通过与患者的交流和沟通，使患者更好地配合医生接受规范的抗癌治疗。

（二）处理疑难的药物毒副反应

对于常见的药物毒副反应，如化疗药导致的恶心、呕吐，医生通常能准确地判断是与什么药物有关，并采取相应的防治措施。对于少见甚至罕见的药物毒副反应，临床药师可以协助医生准确判断并采取有效处理措施。

临床药师在处理药物毒副反应时，除了会询问此次用药过程中出现的毒副反应情况，还会仔细询问患者既往药物毒副反应。结合各项检查指标，全面分析毒副反应发生的原因，并提出恰当的处理建议。

案例介绍：

倪先生，40 余岁。2014 年 8 月确诊为睾丸癌，并接受了根治性切除手术。倪先生以前无食物和药物过敏史。术后给予 BEP（博来霉素、依托泊苷和顺铂）方案抗癌治疗。用药开始后约 10 天，倪先生出现双手掌瘙痒、红肿。考虑不明原因导致的皮肤过敏，给予炉甘石洗剂局部外用和氯雷他定片口服，皮肤症状有所缓解。2014年 9 月开始行第二周期 BEP 方案治疗，用药后倪先生全身多处皮肤瘙痒，明显影响正常睡眠，后背和下肢多处出现条状红斑。

临床药师查房时，注意到倪先生的皮肤反应，详细询问皮肤反应出现的时间、加重的过程，并查看症状的表现形式，推测该皮肤反应很可能与药物有关。可是，该患者除了使用治疗方案中的 3 个化疗药外，还用了止吐药、升白细胞药等多种药物。到底是什么药导致了严重的皮肤反应呢？

临床药师仔细查阅该患者所用每个药品的说明书，逐一比对后，判定博来霉素导致此种皮肤反应的可能性相对较大。通过查阅大量的医药专业文献，认为这很可能是极为罕见的博来霉素导致的严重鞭抽样皮炎，并向医生反馈——此类病例的唯一处理方法是停用博来霉素，而且停用博来霉素不会对抗癌治疗疗效有太大影响。

医生认可了临床药师对此病例的判断和分析结果，在与倪先生做好充分沟通工作后，最终停用了博来霉素，改行 EP 方案（依托泊苷和顺铂）治疗。最终倪先生皮肤瘙痒症状逐渐缓解直至消失，顺利完成了整个治疗周期。

临床药师通过该工作模式，很好地协助医生处理了一些疑难的药物毒副反应，提高了患者的用药安全性。

（三）制定或调整抗癌药物治疗方案

科学合理的抗癌药物治疗方案，对于癌症患者的治疗至关重要，往往需要肿瘤多学科诊疗团队（MDT）的参与。肿瘤 MDT 常由肿瘤内科医生、放疗科医生、肿瘤外科医生、肿瘤专科护士等组成，在抗癌药物治疗方案制订的 MDT 协作中也常常需要肿瘤专科临床药师的参与。

临床药师参与制定或调整抗癌药物治疗方案，重点是为特殊人群（肝肾功能不全者、合并基础疾病者、正在使用其他药物者等）的用药提供重要建议。

案例介绍：

方老太太，70 余岁，身高 150 厘米，体重 42 千克。2015 年

4月确诊为晚期肺癌。老太太以前无特殊疾病。2015年4月开始接受培美曲塞联合卡铂抗癌治疗1周期,用药后出现严重血小板减少,经升血小板治疗后恢复正常。于2015年4月至8月调整为培美曲塞单药抗癌治疗6周期,用药过程顺利,肿瘤明显缩小。另外,老太太接受每月一次的唑来膦酸抗骨破坏治疗。2015年9月再次入院。经过常规抽血化验后,计划继续按原方案治疗。

临床药师在作医嘱审核时,注意到患者肾功能指标中肌酐值为82μmol/L,调阅患者之前每次住院的病例,发现患者肌酐值呈现上升的趋势,因此推测患者可能有慢性肾功能不全。培美曲塞和唑来膦酸均主要经过肾脏排泄并有一定的肾毒性,因此认为不能再用常规剂量的培美曲塞和唑来膦酸。临床药师将上述意见向医生反馈后,得到了医生的高度重视。最终该患者的培美曲塞和唑来膦酸的剂量调整至合适剂量,并顺利地接受了剂量调整后的药物治疗。在本病例中,临床药师协助医生调整用药方案,保证了患者的用药安全有效。

在后续工作中遇到类似病例时,临床药师与医生展开了更为广泛的沟通,得到了医生的充分认可。

六、癌症的药物治疗不可怕!

人们之所以觉得癌症的药物治疗可怕,一方面是怀疑癌症的药物治疗有效性;另一方面是害怕抗癌药物所致的恶心、呕吐、脱发、抵抗力低下等毒副反应。患者对抗癌药物有了正确的认识后,会发现癌症的药物治疗其实并不可怕。

目前质疑癌症的药物治疗有效性的人不在少数。针对这一问题,癌症患者及其家属至少需要了解下面几个事实:

1. 药物是国际上公认的有效抗癌治疗手段

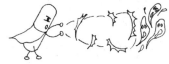

虽然目前抗癌治疗手段非常多，但是真正国际公认的有效手段却非常少。药物，作为传统的抗癌治疗手段，在抗癌领域中的研究非常充分，其有效性已经得到了社会主流的普遍认可。相反，很多并不为国际公认的抗癌治疗手段，却在被大肆宣传具有神奇效果，切不可信。

2. 新型药物为癌症的治疗带来了新的希望

虽然肿瘤耐药性和毒副反应等问题给抗癌治疗带来了巨大的挑战，但是各种新型的药物在不断推出，如靶向治疗、免疫治疗，其有效性也得到了广泛证明，癌症治疗的有效率正在不断地上升。

抗癌药导致的毒副反应因人而异，很多人用药后并没有出现呕吐、脱发的现象。即使出现了毒副反应，医生和临床药师也有相应的处理措施来解决，因此没有必要害怕。针对药物毒副反应，患者至少需要了解下面几点：

1. 毒副反应存在很大的个体差异

抗癌药物毒副反应有很多种，常见毒副反应有疲乏、骨髓抑制、恶心、呕吐等。每种毒副反应发生都有一定的概率，不是百分之百发生。相同的抗癌药物，在这位患者身上出现了某种毒副反应，而在另一位患者身上可能不会出现或者出现其他毒副反应。每种毒副反应均可表现出不同的严重程度，有些患者可能是轻微的，而有些患者可能较为严重。不同的抗癌药物也有其各自的毒副反应特点，如氟尿嘧啶类药物较少导致脱发，而紫杉醇类药物容易导致脱发。所以，看到或听说其他患者出现严重的疲乏、骨髓抑制、脱发、肝肾功能异常等情况，就对规范的抗癌治疗产生恐惧情绪，这是完全没有必要的。

2.毒副反应均有相应的治疗手段

医生会根据患者的毒副反应情况，采取行之有效的治疗措施。如恶心、呕吐反应与患者使用的治疗方案、自身体质及采用的止吐措施有非常大的关系。随着新型止吐药和联合止吐方案在临床的应用，大多数患者的恶心、呕吐得到了有效控制，严重的恶心、呕吐已不多见。另外，多数毒副反应会在用药结束后几天自行缓解。

七、结语

通过上面的介绍，您应该对临床药师的工作和职责有所了解了吧。一方面，只有与患者、医生和护士面对面的交流，一对一地解决用药实际问题，帮助患者正确理解癌症的药物治疗的有效性及其毒副反应从而以积极的心态面对抗癌治疗，临床药师才能在安全、有效用药方面发挥应有的作用；另一方面，随着工作的深入，患者、医生和护士逐渐了解和认可临床药师。

肿瘤专科临床药师，不仅和医生护士一起，为癌症患者及其家属提供有针对性的用药服务，帮助患者顺利地接受治疗，还可帮助广大群众正确认识癌症和抗癌药物，努力为癌症患者营造一个良好的社会氛围。

第二章
癌症及其治疗手段

人们往往谈"癌"色变。在害怕癌症的同时，人们需要正确了解癌症，从而正视癌症。

本章中，临床药师从癌症是什么、癌症有哪些治疗手段、癌症的药物治疗目的等方面进行简要的介绍。

一、癌症是什么？

癌症，其实是一类古老的疾病。过去，癌症是私密的、只在"小说""传奇"中才会提到的疾病。现在，癌症成为最常见的致命性疾病，甚至被称为"我们这一代的典型瘟疫"。

癌症，也常被称为"恶性肿瘤"，英文为"cancer"，原意是指"crab"，即螃蟹。癌细胞的确像张牙舞爪的蟹脚一样，四处蔓延、侵袭、破坏，危害人体，与螃蟹"横行霸道"的行为非常类似。

恶性肿瘤是由癌细胞聚集成一团后形成的。体内尽职尽责的正常细胞突然有一天"变坏"后进行了变异，放弃自己原有的角色，成为癌细胞。癌细胞进而攻击和破坏人体正常的器官和组织，消耗身体大量的营养物质，好比是身体内的"叛徒"，无恶不作。

癌症，不是一种疾病，而是一个庞大的"家族"。人体几乎每个部位、每种组织都可能发生癌症。癌症按其起源的不同，可分为

"癌"和"肉瘤"两种：起源于人体各种器官组织上皮的癌症通常称为"癌"，如肺癌、胃癌、食管癌等；起源于淋巴、肌肉、骨骼、脂肪、纤维结缔组织等部位的癌症通常称为"瘤"或"肉瘤"，如恶性淋巴瘤、骨肉瘤、软组织肉瘤等。

二、常见癌症有哪些？

根据 2015 年中国癌症统计数据，常见的癌症有：肺癌、胃癌、食管癌、肝癌、结直肠癌、乳腺癌、脑癌、宫颈癌、胰腺癌、甲状腺癌等。

某些癌症的发病有明显的性别和年龄差异。男性最常见的癌症有：肺癌、胃癌、食管癌、肝癌、结直肠癌。女性常见的癌症有：乳腺癌、肺癌、胃癌、结直肠癌、食管癌、宫颈癌。60 岁以下人群，肝癌、肺癌和胃癌最为常见。75 岁以上男性，肺癌最为常见。30 岁以下的女性，甲状腺癌最为常见。30~59 岁的女性，乳腺癌最为常见。60 岁以上女性，肺癌最为常见。

三、癌症有哪些治疗手段

癌症的治疗手段主要有手术、放疗和药物治疗。

癌症应尽量争取手术予以切除，越早效果越好，越不易复发。暂时不能手术的，可先采取其他治疗措施，创造条件再行手术。

放疗是采用特殊设备产生的高能量射线照射癌症部位，杀死癌细胞或者抑制癌细胞的生长、繁殖和扩散。

手术和放疗都属于局部治疗，只对治疗部位的肿瘤有效。这两种方式的特点均是点对点，针对性比较强，是一种目标单一且具体的方法。手术就好比陆军里的狙击手，一旦发现敌军，就锁定目标进行射击。放疗属于区域治疗，范围比手术广，就好比海军，只在一定的海域范围内进行防护。但是，一旦肿瘤发生广泛转移，手术和放疗就难以发挥作用了。

　　癌症的药物治疗，不仅可用于癌症的局部治疗，还可用于癌症的全身治疗。抗癌药物可以通过腹腔、膀胱灌注等途径起到局部抗癌作用。抗癌药物经过静脉和口服给药后，随着血液循环分布于全身，可以杀死全身多处存在的癌细胞，好比空军投掷炸弹，炸弹的冲击力和碎片，可以广泛杀死大范围的敌人。

　　上述癌症的三种治疗手段各有优缺点，癌症必须通过综合治疗才能取得最好疗效。癌症的治疗常有多个临床和相关科室间的协作，如外科、放疗科、肿瘤内科、中医科、病理科、放射科、检验科和药剂科等。

四、癌症的药物治疗目的有哪些？

　　主要有辅助性治疗、姑息性治疗和根治性治疗三种。

（一）辅助性治疗

　　辅助性治疗，指肿瘤手术治疗前后进行的抗癌治疗。辅助性治疗有术后辅助治疗和术前辅助治疗两种。

　　术后辅助性治疗主要针对早期和中期癌症患者，其目的是手术无法清除的微小肿瘤或体内血液中残存的癌细胞消失，以减少癌症复发的概率，争取彻底地治愈癌症。术前辅助治疗主要针对部分中晚期有手术机会或暂时手术难度大的癌症患者，其目的是使体内较大的肿瘤缩小，方便手术切除，并减少手术对患者正常组织和器官的影响。

（二）姑息性治疗

姑息性治疗，指不能彻底治愈的抗癌治疗。姑息性治疗可使肿瘤缩小或稳定，达到"人瘤共存"的平衡状态，争取提高患者的生活质量并延长其寿命。姑息性治疗主要针对手术后复发、远处转移或初始就诊时无法手术的癌症患者。

姑息性治疗包括抗癌治疗和对症支持治疗。姑息性抗癌治疗在临床广泛应用于晚期癌症，如肺癌、胃癌、乳腺癌、结直肠癌等，包括姑息性化疗、靶向治疗、内分泌治疗和免疫治疗等。对症支持治疗指针对癌症患者的疼痛开展的止痛治疗、营养不良开展的营养治疗等，也针对癌症患者治疗过程中出现的毒副反应如恶心、呕吐、骨髓抑制等的治疗。

（三）根治性治疗

根治性治疗，指彻底治愈癌症的抗癌治疗，最大限度地杀灭癌细胞。部分对抗癌药物特别敏感的早期癌症，如小细胞肺癌、睾丸癌、绒毛膜癌、部分类型的淋巴瘤及白血病等，只通过药物治疗就可能彻底治愈。

五、抗癌药物有哪些种类？

随着医药技术的不断发展，癌症的药物治疗除了传统的化疗外，还包括靶向治疗、内分泌治疗以及免疫治疗等。

（一）化疗

化疗是化学治疗的简称，广义上是指微生物（细菌、病毒、真菌等）、寄生虫及癌细胞所致疾病的药物治疗。本书中的化疗指狭义的化疗，仅指抑制癌细胞生长或杀灭癌细胞的药物治疗。化疗药物，又称细胞毒性药物，通过抑制脱氧核糖核酸（DNA）合成、直接破坏 DNA 结构、抑制蛋白质的合成等过程发挥杀灭癌细胞的作用。

化疗的优点主要有：1. 几乎可应用于所有癌症；2. 抗癌作用起效快。化疗的缺点主要有：1. 对人体正常细胞也有杀伤作用，导致恶心、呕吐、骨髓抑制、脱发等毒副反应；2. 对部分患者效果不佳。

（二）靶向治疗

靶向治疗是分子靶向药物治疗的简称。癌细胞具有一些关键性的靶点，如肺癌的 EGFR 基因、乳腺癌的 HER-2 基因等。靶向治疗药物瞄准这些靶点，精准地杀灭癌细胞。目前靶向治疗广泛用于肺癌、乳腺癌、胃癌、结直肠癌等多种癌症。

靶向治疗的优点主要有：1. 有选择性地杀灭癌细胞，对正常细胞无明显的杀伤作用，可用于无法耐受化疗毒副反应的患者；2. 可能对放疗、化疗失败的患者仍然有效。靶向治疗的缺点主要有：1. 仅对有特定靶点的癌细胞有杀灭作用，但是对无特定靶点的癌细胞无明显杀灭作用；2. 相对化疗药物，靶向药物价格较为昂贵；3. 靶向药物可导致某些特殊的毒副反应；4. 多数靶向药物用药前需进行相应基因检测。

（三）内分泌治疗

内分泌治疗，是内分泌药物治疗的简称，指药物作用于内分泌系统，通过影响体内激素的水平或者效应起到治疗激素依赖性癌症的作用。激素依赖性癌症包括乳腺癌、卵巢癌、子宫内膜癌和前列腺癌等。

内分泌治疗具有疗效确切、毒副反应小等特点。缺点是抗癌作用起效相对较慢。

（四）免疫治疗

免疫治疗，指通过调动人体免疫系统而起到抗癌作用的治疗方法，这类药物为癌症治疗带来新的希望。肿瘤疫苗：肿瘤细胞因子、嵌合抗原受体 T 细胞免疫疗法（CAR-T）、PD-1/PD-L1 单抗、CTLA-4 抗体类肿瘤的免疫药物已经在国外成功用于非小细胞肺癌、恶性黑色素瘤等的治疗，获得了很好的治疗效果。

（五）中医药治疗

中医药治疗可贯穿癌症治疗的全过程，对于癌症的姑息治疗以及抗癌治疗期间的身体恢复有较好的帮助。

六、抗癌药物有哪些给药方式？

抗癌药物的给药方式，总体包括全身给药和局部给药两种。

全身给药包括静脉滴注和口服给药等，药物在体内通过血液分布于全身多个部位，进而杀灭癌细胞。局部给药包括腔内注射、膀胱灌注等，使局部暂时维持较高的药物浓度，对局部肿瘤起到较强的杀灭作用。

（一）全身给药

1. 静脉给药

（1）中心静脉输注

中心静脉输注的方式有：外周静脉植入的中心静脉导管（PICC）/输液港（PORT）/颈静脉置管，广泛应用于化疗用药。中心静脉输注优点表现在最大限度地避免了化疗药物渗漏导致的外周血管损伤，并显著降低患者因反复穿刺带来的不便与痛苦。

（2）外周静脉滴注

化疗药物也可以同其他普通输液一样通过外周静脉滴注。但仅限于对血管刺激性较小、渗漏后一般不导致组织坏死的化疗药。有PICC/PORT/颈静脉置管禁忌症或因费用原因拒绝PICC/PORT/颈静脉置管的患者常采用该方式给予化疗药物。化疗药物也可以选择静脉留置针输液，这是未开展PICC/PORT/颈静脉置管技术的医院最常用的化疗给药方式。与普通输液不同的是，输注化疗药物的留置针通常需要每天重新行血管穿刺。

（3）静脉注射

某些特殊的药物，需要通过静脉注射快速进入体内，如甲氨蝶呤、环磷酰胺等。

2. 口服给药

部分化疗药物可制成胶囊或片剂口服给药，代表药物有卡培他滨片、替吉奥胶囊、替莫唑胺胶囊等。靶向药物如吉非替尼片、厄洛替尼片、索拉非尼片等、内分泌治疗药物如他莫昔芬片、来曲唑片、阿那曲唑片、比卡鲁胺片等均为口服给药。

（二）局部给药

1. 腔内注射

指通过胸腔内、心包腔内或腹腔内注射化疗药。注射后患者应较频繁地更换体位，使药物充分扩散，均匀分布，最大限度地发挥药效。这种给药方式主要用于癌性胸水、心包积液、腹水等。

2. 膀胱灌注

指通过导尿管给予化疗药，主要用于膀胱癌的治疗，化疗药物能迅速在膀胱内达到有效药物浓度，而全身吸收量少，毒副作用小。

3. 鞘内给药

指通过腰椎穿刺鞘内给药，使化疗药进入脑脊液，主要用于恶性淋巴瘤、中枢神经系统癌症及其他癌症脑转移的治疗。

4. 其他方式

如直接向通过肿瘤供血的动脉内注射化疗药，直接将化疗药注入瘤体局部的方式，主要用于晚期肝癌。

七、癌症的药物治疗需要多长时间？

由于癌症治疗目的不同，抗癌药物种类及用药方案的不同，所以癌症的药物治疗所需的时间也不尽相同。下面从化疗、靶向治疗和内分泌治疗三类治疗方式，分别介绍癌症的药物治疗需要多长时间。

（一）化疗

采用某一化疗方案进行治疗需要的时间，称为化疗疗程。

化疗疗程首先与化疗目的有关。如对于胃癌辅助性化疗，化疗疗程通常为 6 个月，只要癌症没有复发，是不需要再做任何化疗的。如对于胃癌姑息性化疗，化疗疗程可能相对较长。

化疗疗程还与化疗方案有关。从化疗用药的第一天至下一次化疗的前一天，称为一个化疗周期，而每个化疗周期的天数由化疗方案决定。如结直肠癌常采用的 FOLFOX（奥沙利铂、亚叶酸和氟尿嘧啶）方案，14 天为一个化疗周期。胃癌常采用的 XELOX（奥沙利铂和卡培他滨）方案和非小细胞肺癌常用的GP(吉西他滨和顺铂)、PP（培美曲塞和顺铂）、DP（多西他赛和顺铂）方案，21 天为一个化疗周期。

化疗疗程也取决于化疗疗效。如对于胃癌姑息性化疗，通常化疗两个月后做 CT、磁共振等检查，以评价化疗疗效。当未出现癌症进展时，继续用原化疗方案治疗。当肿瘤出现复发，不再适合继续用原化疗方案治疗，此时该化疗方案的疗程就只有两个月。

化疗毒副反应会影响到化疗疗程。多数患者在化疗过程中不会出现严重的毒副反应。即使出现严重的毒副反应，经过积极的处理也可以得到很好的控制，不会影响化疗方案的正常执行。但是，若出现难以控制的严重毒副反应，可能会终止该化疗方案，此时对该方案而言，化疗疗程自然就缩短了。

综上所述，化疗疗程是由化疗目的、化疗方案、化疗疗效、化疗毒副反应等情况共同决定的。

（二）靶向治疗

靶向治疗的时间与其抗癌疗效和毒副反应有密切联系。如肺癌患者使用靶向药物吉非替尼或厄洛替尼等，晚期乳腺癌患者使用靶向药物曲妥珠单抗，只要肿瘤缓解、稳定或不增大，靶向药物可以一直使用。早期乳腺癌患者手术后使用曲妥珠单抗，只要未出现严重的毒副反应，疗程通常为一年。

（三）内分泌治疗

内分泌治疗的时间一般较长，与癌症类型有密切联系。如乳腺癌术后内分泌治疗疗程通常为 5~10 年。

八、如何判断癌症的药物治疗是否有效？

癌症的药物治疗，其效果的评估主要有下面三种方法。

（一）治疗前后的症状评估

该方法可初步判断抗癌治疗是否有效。如对于肺癌患者初诊时可能表现出明显的胸闷气促，抗癌治疗一个周期后胸闷气促明显缓解，此时可初步认为抗癌治疗有效。又如疼痛减轻、食欲改善、疲乏感好转等均可能是抗癌治疗有效的表现。该方法的优点是患者及其家属也可自行初步判断，缺点是主观性较强，其准确性相对较差。

（二）治疗前后的体征评估

该方法可初步判断抗癌治疗是否有效。如对于恶性淋巴瘤患者，抗癌治疗一周期后，医生通过触摸淋巴结大小的方式，可初步判断抗癌治疗是否有效。该方法的优点是医生能初步快速地判断抗癌治疗是否有效，缺点是准确性较差，不是判断疗效的可靠方法。

（三）CT、磁共振等检查

该方法是判断抗癌治疗是否有效的标准方法。一般在抗癌治疗期间行 CT、磁共振等检查。医生根据这些检查可以准确地判断肿瘤是否缩小、是否出现肿瘤转移。该方法的优点是准确可靠，缺点是疗效判断时间相对滞后。

治疗前后的症状评估、治疗前后的体征评估和 CT、磁共振等检查三种疗效判断方式既相互联系又相互补充，缺一不可。

另外，一些患者非常在意肿瘤标志物的升高和降低，这是完全没有必要的。虽然肿瘤标志物在癌症的诊断和治疗过程中有非常重要的意义，但多数情况下肿瘤标志物的升降与抗癌疗效并没有必然联系，不作为抗癌疗效判断的可靠依据。

九、癌症治疗完成后怎样定期复查？

在癌症的药物治疗完成后，复查是非常必要的。复查不仅能评价癌症的药物治疗效果，还能及时发现抗癌药物的毒副反应。一些患者以为抗癌治疗结束以后身体就痊愈了，也有一些患者以为癌症没有办法根治进而忽视复查，这些认识是不对的。

一般情况下，治疗完成后，2 年内每 3 个月复查一次，以后每半年复查一次，5 年后每年复查一次。具体什么时候复查，医生通常会在出院时有所交代。

复查的项目一般包括：

1. 症状：患者向医生描述是否有胸闷、气促、腹痛、腹胀等不适。

2. 体格检查：医生触摸患者是否有淋巴结肿大、是否有局部肿块，用听诊器听患者肺部是否有异常等。

3. 常规检查：血、小便、大便常规，血生化，心电图、B 超等。

4. 肿瘤标志物：癌胚抗原、甲胎蛋白等。

5. 影像学检查：CT、磁共振、骨扫描等。

6. 内镜检查：胃镜、肠镜等。

十、结语

随着癌症发病率的不断提高，人们应当对癌症有一定的认识。癌症的药物治疗作为癌症的重要治疗手段，其治疗目的有辅助性、姑息性和根治性。药物治疗种类有化疗、靶向治疗、内分泌治疗和免疫治疗等。药物可通过静脉、口服、腔内注射等方式用药。患者若了解这些常识可对顺利接受抗癌治疗起到积极的作用。

在患者接受癌症的药物治疗前，临床药师通常会评估患者对抗癌药物的认知情况，并有针对性地开展用药宣教，鼓励患者以积极的心态面对抗癌治疗，帮助患者积极配合医生接受抗癌治疗。

第三章
常见癌症及其用药

医生，通常较为关注疾病可以用哪些药物治疗，如结直肠癌可用氟尿嘧啶、奥沙利铂、伊立替康、贝伐珠单抗等多种药物治疗。药师，与医生有所不同，通常较为关注药物可用于治疗哪些疾病，如氟尿嘧啶可用于治疗胃癌、结直肠癌、鼻咽癌、肝癌等多种癌症。临床药师，不仅关注某种疾病可用哪些药物治疗，也关注某种药物可用于治疗哪些疾病，是连接医生和药师关系的桥梁。

肿瘤专科临床药师以其独到的视角，可在癌症患者的药物治疗过程中发挥至关重要的作用。下面从肿瘤专科临床药师的角度为癌症患者简要介绍常见癌症药物治疗的问题，供读者有选择性地了解所关注的癌症。

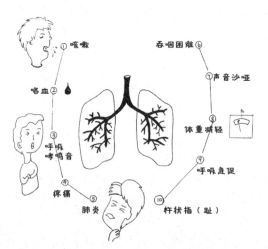

一、肺癌

肺癌的症状包括慢性咳嗽、痰中带血或咯血、呼吸困难等。如有骨转移还可能伴随疼痛。肺癌主要有小细胞肺癌和非小细胞肺癌两种类型。非小细胞肺癌进一步可细分为非鳞非小细胞肺癌(腺癌、大细胞癌)、鳞状细胞肺癌等类型。

肺癌的发生与长期大量吸烟有非常密切的关系。吸烟不仅直接影响吸烟者本人的身体健康，还对周围人群的健康产生不良影响，导致被动吸烟者肺癌患病率明显增加。

肺癌药物治疗手段主要包括化疗、靶向治疗和免疫治疗三种。

（一）化疗

1. 肺癌常用化疗药物包括：铂类（顺铂、卡铂、奈达铂、洛铂）、紫杉醇类（紫杉醇、多西他赛）、依托泊苷、伊立替康、吉西他滨、长春瑞滨、培美曲塞等。

2. 对于小细胞肺癌患者，可用 EP（依托泊苷和顺铂）或 IP（伊立替康和顺铂）等化疗方案。

3. 对于非小细胞肺癌患者，可用 GP（吉西他滨和顺铂）、TP（紫杉醇和顺铂）、DP（多西他赛和顺铂）、NP（长春瑞滨和顺铂）、PP（培美曲塞和顺铂）等化疗方案。其中 PP 方案仅用于非鳞非小细胞肺癌。上述部分化疗方案中的顺铂，根据病情需要，可由卡铂、奈达铂等代替。

4. 肺癌患者初诊时通常选择上述两药联合的化疗方案。若治疗后出现疾病进展或复发，可换用其他方案化疗。

5. 年老体弱或者使用两药联合的化疗出现严重毒副反应的肺癌患者，也可使用单药化疗。

（二）靶向治疗

1. 肺癌靶向药物包括：吉非替尼、厄洛替尼、埃克替尼、阿法替尼、奥希替尼、克唑替尼和色瑞替尼、重组人血管内皮抑制素（恩度）等。

2. 晚期非小细胞肺癌患者，在使用靶向治疗前应接受 EGFR、ALK 等基因检测。

3. 检测到 EGFR 基因敏感突变提示对靶向药敏感的患者，可选用吉非替尼、厄洛替尼和埃克替尼，也可选用阿法替尼和奥希替尼。

4. 对吉非替尼、厄洛替尼和埃克替尼耐药且检测到 T790M 基因突变者，可选用奥希替尼。

5. 检测到 ALK 基因有突变的患者，可选用克唑替尼或色瑞替尼。

6. 晚期非鳞非小细胞肺癌患者，同时不伴随咯血等用药禁忌症时，可在化疗的基础上加用贝伐珠单抗。

7. 非小细胞肺癌患者，可在不做基因检测的情况下，在化疗的基础上加用重组人血管内皮抑制素。

（三）免疫治疗

1. 肺癌免疫治疗药物包括：PD-1/PD-L1 抑制剂纳武单抗（nivolumab）、派姆单抗(pembrolizumab)和阿特珠单抗(atezolizumab)等。

2. 此类药物作为癌症免疫治疗的新药，近年正在逐步成为一类新的药物，不仅用于肺癌，还可用于其他癌症。

二、胃癌

胃癌早期的症状不明显，可表现为上腹痛、恶心、呕吐、返酸、腹胀等。胃癌的发生与幽门螺杆菌长期感染有比较明确的关系，与饮食、饮酒、吸烟和环境因素也有一定关系。

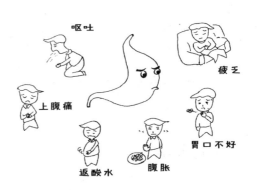

胃癌药物治疗手段主要包括化疗和靶向治疗。

（一）化疗

1. 胃癌的常用化疗药物包括：氟尿嘧啶类（氟尿嘧啶、卡培他滨、替吉奥）、铂类（奥沙利铂、顺铂、卡铂）、紫杉醇类（紫杉醇、多西他赛）、蒽环类（多柔比星、表柔比星）。其中卡培他滨和替吉奥经口服给药。

2. 胃癌患者可用的化疗方案有：ECF 方案（表柔比星、顺铂和氟尿嘧啶）、DCF 方案（多西他赛、顺铂和氟尿嘧啶）、DP（多西他赛和顺铂）、DF（多西他赛和氟尿嘧啶）、TP（紫杉醇和顺铂或卡铂）、FOLFOX（奥沙利铂、氟尿嘧啶和亚叶酸）、XELOX（奥沙利铂和卡培他滨）和 SOX（奥沙利铂和替吉奥）等。

3. 部分早期胃癌、多药联合化疗后出现严重毒副反应或者年老体弱的患者，也可用单药化疗，如卡培他滨、替吉奥等。

（二）靶向治疗

1. 胃癌靶向治疗药物包括：曲妥珠单抗、雷莫卢单抗和阿帕替尼。

2. 胃癌靶向药物通常与化疗药联合使用，在某些情况下也可单独使用。

3. HER-2 基因检测为阳性的晚期胃癌患者，才能用曲妥珠单抗。

三、食管癌

食管癌的症状包括进食哽噎感、吞咽困难等。

食管癌的发病是由多种因素共同引起，主要有亚硝酸铵类化合物、某些真菌、长期过热饮食、饮酒、吸烟、胃食管反流性疾病等。

食管癌药物治疗手段主要有化疗。

1. 食管癌的化疗药物包括：铂类（顺铂、卡铂、奥沙利铂）、氟尿嘧啶类（氟尿嘧啶、卡培他滨）、紫杉醇类（紫杉醇、多西他赛）、蒽环类（表柔比星）等。

2. 食管癌患者可用的化疗方案有：以顺铂为基础的化疗，联合氟尿嘧啶、紫杉醇、多西他赛、吉西他滨、长春瑞滨、伊立替康等。

四、肝癌

肝脏是身体内最主要的"解毒"器官，对来自体内和体外的许多非营养性物质如各种药物、毒物以及体内某些代谢产物均具有"解毒功能"。肝癌的症状包括右上腹痛、食欲减退等。肝癌可分为肝细胞肝癌、胆管细胞癌和混合性癌等类型。肝癌的发生与乙型、丙型肝炎病毒感染、黄曲霉菌污染的食物、长期饮酒以及饮用蓝绿藻类毒素污染的水等有关。

肝癌的药物治疗手段主要有化疗、靶向治疗和免疫治疗。

（一）化疗

1. 肝癌的化疗药物包括：氟尿嘧啶、吉西他滨、奥沙利铂、多柔比星等。

2. 肝癌化疗药的使用除经过静脉给药外，还常通过肿瘤供血的肝动脉内注射用药。

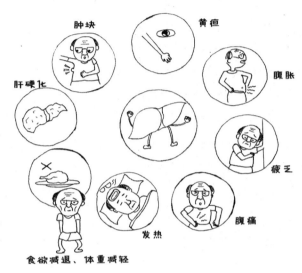

（二）靶向治疗

肝癌的靶向药物包括：索拉非尼、瑞戈非尼和乐伐替尼。

（三）免疫治疗

肝癌免疫治疗药物包括：免疫调节剂（干扰素 α、胸腺法新）、免疫检查点阻断剂（CTLA-4 阻断剂、PD-1/PD-L1 阻断剂等）。

五、结直肠癌

结直肠癌，又称为大肠癌，症状包括便秘、腹泻、大便出血等。结直肠癌的发生与高脂肪、高蛋白、少纤维素饮食、长期饮酒、肥胖等因素有关。

结直肠癌的药物治疗手段主要有化疗和靶向治疗。

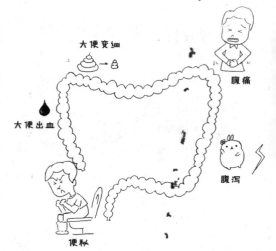

（一）化疗

1. 结直肠癌的化疗药物包括：氟尿嘧啶类（氟尿嘧啶、卡培他滨）、奥沙利铂、伊立替康、雷替曲塞等。

2. 结直肠癌患者可用的化疗方案有：FOLFOX（氟尿嘧啶、奥沙利铂和亚叶酸）和 FOLFIRI（氟尿嘧啶、伊立替康和亚叶酸）、XELOX（卡培他滨和奥沙利铂）等方案。

3. 少数结直肠癌患者不能耐受氟尿嘧啶毒副反应，此时可换用雷替曲塞。

4. 结直肠癌患者也可采用单药卡培他滨化疗。

（二）靶向治疗

1.结直肠癌的靶向药物包括：贝伐珠单抗、西妥昔单抗、帕尼单抗等。

2.结直肠癌的靶向药物通常与化疗药联合使用，也可在化疗结束后继续使用。

3.患者在使用西妥昔单抗前需要行 K-RAS 和 BRAF 基因检测。只有检测结果提示没有基因突变的患者才可使用西妥昔单抗。

六、乳腺癌

乳腺癌的症状包括乳房胀痛、乳房瘙痒、乳头溢液等。

乳腺癌的发病与雌激素的过度刺激（月经早于 12 岁来潮或绝经晚于 55 岁，未生育，生育后不哺乳）、乳腺癌家族史、乳腺非典型增生等因素有关。

乳腺癌的药物治疗手段主要有化疗、靶向治疗和内分泌治疗。

（一）化疗

1.乳腺癌的化疗药物包括：蒽环类（多柔比星、表柔比星）、氟尿嘧啶类（氟尿嘧啶、卡培他滨）、紫杉醇类（紫杉醇、多西他赛）、环磷酰胺、甲氨蝶呤、吉西他滨等。

2.乳腺癌患者可用的化疗方案有：CMF（环磷酰胺、甲氨蝶呤和氟尿嘧啶）、FAC（氟尿嘧啶、多柔比星和环磷酰胺）、FEC（氟尿嘧啶、表柔比星和环磷酰胺）、TAC（多西他赛、多柔比星和环磷酰胺）、AC（多柔比星和环磷酰胺）、EC（表柔比星和环磷酰胺）、

CTF（环磷酰胺、吡柔比星和氟尿嘧啶）、AT 或 AP（多柔比星联合多西他赛或紫杉醇）、多西他赛联合卡培他滨、吉西他滨联合紫杉醇等。

3. 乳腺癌患者也可使用单药化疗，如卡培他滨、紫杉醇等。

（二）内分泌治疗

1. 乳腺癌内分泌治疗药物包括：（1）雌激素受体调节剂：他莫昔芬、托瑞米芬和氟维司群；（2）芳香化酶抑制剂：来曲唑、阿那曲唑、依西美坦；（3）促性腺激素释放激素类似物：戈舍瑞林、亮丙瑞林；（4）孕激素：甲地孕酮。

2. 乳腺癌患者雌激素受体（ER）/ 孕激素受体（PR）阳性才可使用内分泌治疗。

3. 乳腺癌内分泌治疗既可用于乳腺癌手术后的患者，也可用于无症状或症状较轻的晚期乳腺癌患者。

4. 一般情况下，绝经前首选他莫昔芬，绝经后首选来曲唑、阿那曲唑等。

（三）靶向治疗

1. 乳腺癌靶向治疗药物包括：曲妥珠单抗、帕妥珠单抗和拉帕替尼、依维莫司、帕博西林（palbociclib）、瑞博西尼（ribociclib）等。

2. 乳腺癌患者在使用靶向治疗前必须做 HER-2 基因检测。

3. HER-2 阳性的乳腺癌患者，可用曲妥珠单抗、帕妥珠单抗和拉帕替尼。

4. HER-2 阴性的乳腺癌患者，可用依维莫司、帕博西林、瑞博西尼。

七、脑癌

脑癌指生长在颅内的恶性肿瘤，包括多形性胶质母细胞癌、间变性星形细胞瘤等。

脑癌的症状包括头痛、恶心、呕吐等。

脑癌的发病原因不确切，可能与遗传、放射线、致癌化学物质、致癌病毒等因素有关。

脑癌的药物治疗手段主要有化疗、靶向治疗。

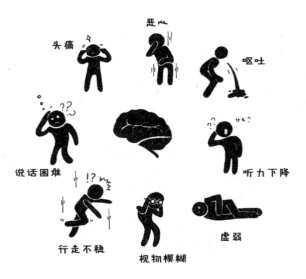

（一）化疗

脑癌的化疗药物包括：替莫唑胺、洛莫司汀、卡莫司汀、长春新碱、伊立替康、依托泊苷、顺铂和卡铂等。

（二）靶向治疗

脑癌的靶向治疗药物包括：贝伐珠单抗。

八、宫颈癌

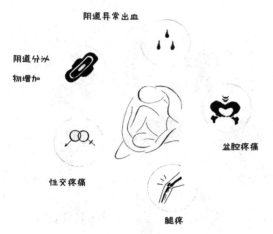

阴道异常出血

阴道分泌物增加

性交疼痛

盆腔疼痛

腿疼

宫颈癌的症状包括阴道分泌物异常、阴道流血等。

宫颈癌的发生与人类乳头状瘤病毒（HPV）密切相关。HPV 疫苗可以预防某些特定类型的 HPV 感染，可以降低宫颈癌发病率。

宫颈癌药物治疗手段主要有化疗和靶向治疗。

（一）化疗

1. 宫颈癌的化疗药物有：铂类（顺铂、卡铂）、紫杉醇类（紫杉醇、多西他赛、白蛋白结合型紫杉醇）、吉西他滨、异环磷酰胺、拓扑替康、伊立替康、培美曲塞、长春瑞滨等。

2. 宫颈癌患者可用的化疗方案有：TP（紫杉醇和顺铂）、GP（吉西他滨和顺铂）、托泊替康联合顺铂方案等。

3. 对于因过敏等原因不能使用紫杉醇的患者，可用吉西他滨或托泊替康。对于因呕吐严重等原因不能耐受顺铂者，可用卡铂。

4. 根据患者具体情况也可采用单药化疗。

（二）靶向治疗

宫颈癌的靶向治疗药物包括：贝伐珠单抗。

九、胰腺癌

胰腺产生胰液，胰液包含许多消化酶，能促进食物分解。胰腺也是一个产生胰岛素和其他激素的腺体，这些激素进入血液循环，帮助机体使用或者储存来自食物的能量。胰腺癌的

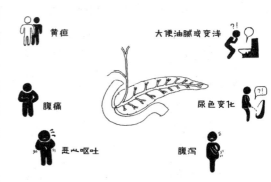

症状包括上腹部不适或隐痛、食欲减退或消瘦等。

胰腺癌的发生可能与长期吸烟、饮酒、高脂肪饮食等因素有关。

胰腺癌的药物治疗手段主要有化疗和靶向治疗。

（一）化疗

胰腺癌的化疗药物包括：吉西他滨、氟尿嘧啶类（氟尿嘧啶和卡培他滨）、紫杉醇类（多西他赛、白蛋白结合型紫杉醇）、铂类（奥沙利铂和顺铂）和伊立替康等。

（二）靶向治疗

胰腺癌的靶向治疗药物包括：厄洛替尼、依维莫斯和贝伐珠单抗等。

胰腺神经内分泌肿瘤可用依维莫司、贝伐珠单抗。

十、甲状腺癌

甲状腺癌的症状包括颈部出现肿块、声音嘶哑、呼吸、吞咽困难等。甲状腺癌的发生可能与高碘饮食、放射线等因素有关。

甲状腺癌的治疗主要采取手术和放疗。除了服用甲状腺素或左甲状腺素以预防甲状腺功能减退外，也可采取化疗和靶向治疗。

（一）化疗

甲状腺癌的化疗药物包括：紫杉醇类（紫杉醇、多西他赛）、卡铂和多柔比星等。

（二）靶向治疗

甲状腺癌的靶向治疗药物包括：凡德他尼、舒尼替尼、索拉非尼、东伐替尼等。

十一、膀胱癌

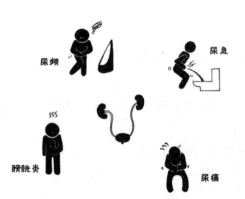

尿频

尿急

膀胱炎

尿痛

膀胱癌的症状包括无痛性肉眼血尿、尿急、尿频和尿痛等。

膀胱癌的发生可能与吸烟和长期接触芳香胺等化学物质等因素有关。

膀胱癌的药物治疗手段主要是化疗。

1. 膀胱癌的化疗药物包括：铂类（顺铂、卡铂）、紫杉醇类（紫杉醇、多西他赛）、氟尿嘧啶类（氟尿嘧啶、卡培他滨）、蒽环类（多柔比星）、表柔比星、甲氨蝶呤、吉西他滨等。

2. 化疗药除了可静脉用药外，还可膀胱灌注。

3. 用于膀胱灌注的化疗药包括丝裂霉素、多柔比星、表柔比星等。化疗药物通过导尿管注入膀胱，并保留 0.5~2 小时。

十二、肾癌

肾癌的症状包括血尿、腰痛、腹部肿块等。

肾癌的发生可能与吸烟、肥胖、高血压及遗传等因素有关。

肾癌药物治疗手段主要包括化疗、靶向治疗和免疫治疗三种。

（一）化疗

肾癌的化疗药物包括：氟尿嘧啶类、铂类（顺铂、卡铂）、吉西他滨等。

（二）靶向治疗

肾癌的靶向治疗药物包括：索拉非尼、舒尼替尼、贝伐珠单抗、帕唑帕尼、阿西替尼、依维莫司等。

（三）免疫治疗

肾癌的免疫治疗药物包括：白介素 -2、干扰素 -α2a、干扰素－α2b、干扰素－γ、PD-1/PD-L1 抑制剂等。

十三、子宫内膜癌

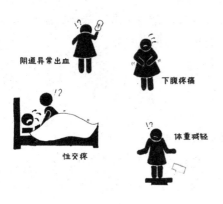

阴道异常出血

下腹疼痛

性交痛

体重减轻

　　子宫内膜癌，又称子宫体癌。子宫内膜癌的症状包括阴道出血、阴道液、下腹疼痛等。

　　子宫内膜癌的发生可能与长期的雌激素刺激、肥胖、高血压、糖尿病及遗传等因素有关。

　　子宫内膜癌药物治疗手段主要包括化疗、内分泌治疗两种。

（一）化疗

　　子宫内膜癌的化疗药物包括：铂类（顺铂、卡铂）、紫杉醇类（紫杉醇、多西他赛）、多柔比星等。

（二）内分泌治疗

　　子宫内膜癌的内分泌治疗药物包括：甲羟孕酮、他莫昔芬、雷洛昔芬等。

十四、鼻咽癌

　　鼻咽癌是指发生于鼻咽腔顶部和侧壁的恶性肿瘤。鼻咽癌的症状包括喉咙痛、声音嘶哑、听力下降等。

鼻咽癌的发生与EB病毒感染、芳香烃、亚硝胺等化学物质等有关。

鼻咽癌的药物治疗手段主要有化疗和靶向治疗。

（一）化疗

1.鼻咽癌的化疗药物包括：顺铂、氟尿嘧啶、紫杉醇类（紫杉醇、多西他赛）、表柔比星、吉西他滨、异环磷酰胺、甲氨蝶呤、博来霉素等。

2.鼻咽癌患者可选用的化疗方案有：顺铂联合氟尿嘧啶、多西他赛联合顺铂和氟尿嘧啶、顺铂联合表柔比星和紫杉醇等方案。

（二）靶向治疗

鼻咽癌的靶向治疗药物包括：单抗类药物（尼妥珠单抗、西妥昔单抗）等。

十五、前列腺癌

前列腺癌的症状包括血尿、尿路梗阻、尿失禁、尿痛等。

前列腺癌的发生可能与遗传、包含习惯、性活动等因素有关。

前列腺癌药物治疗手段包括化疗和内分泌治疗。

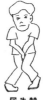

尿失禁

（一）化疗

前列腺癌的化疗药物包括：多西他赛、卡巴他赛、米托蒽醌和泼尼松等。

（二）内分泌治疗

前列腺癌的内分泌治疗药物包括：戈舍瑞林、亮丙瑞林、曲普瑞林、比卡鲁胺和氟他胺、阿比特龙、恩杂鲁胺等。

十六、卵巢癌

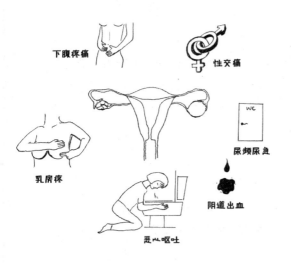

下腹疼痛

性交痛

尿频尿急

乳房疼

阴道出血

恶心呕吐

卵巢癌的症状包括下腹部疼痛、阴道出血等。

卵巢癌的发病可能与内分泌（初潮年龄早、未婚未育、不孕）、遗传和家族因素以及环境（放射线、化学致癌物质）等因素有关。

卵巢癌的药物治疗手段主要是化疗。

（一）化疗

1.卵巢癌的化疗药物包括：紫杉醇类（紫杉醇、多西他赛）、铂类（顺铂、卡铂）、氟尿嘧啶、吉西他滨、依托泊苷、多柔比星、培美曲塞、托泊替康等。

2. 卵巢癌患者可用的化疗方案有 TP 方案（紫杉醇和顺铂）、TC（紫杉醇和卡铂）、DC（多西他赛和卡铂）、GC（吉西他滨和卡铂）、BEP 方案（博来霉素、依托泊苷和顺铂）方案等。

3. 也可采用单药化疗，如顺铂、卡铂、紫杉醇、白蛋白结合型紫杉醇、多西他赛、氟尿嘧啶等。

（二）靶向治疗

卵巢癌的靶向治疗药物包括：贝伐珠单抗。

十七、恶性淋巴瘤

淋巴系统同血液循环系统一样，遍布全身，属于人体的免疫系统的组成部分。淋巴系统由淋巴管、淋巴液、淋巴结等组成。其中淋巴结是由淋巴管最终汇集到的一个小的圆形器官。成组的淋巴结分布在颈部、腋窝、胸腔、腹腔和腹股沟区。淋巴结是储存白细胞的一个大型仓库。它们的主要任务是捕获和移除可能存在于淋巴液中的有害物质。

恶性淋巴瘤可发生在身体的任何部位，其症状除了低热、盗汗和体重减轻等非特异性症状外，主要与肿瘤部位有关，如呼吸短促、骨痛等。

恶性淋巴瘤分为霍奇金淋巴瘤和非霍奇金淋巴瘤两种类型。

恶性淋巴瘤的药物治疗手段主要有化疗和靶向治疗。

（一）化疗

霍奇金淋巴瘤患者常用的化疗方案如 ABVD（多柔比星、博来霉素、长春花碱和达卡巴嗪）。非霍奇金淋巴瘤常用的化疗方案如 CHOP（环磷酰胺、多柔比星、长春新碱和泼尼松）、EPOCH（依托泊苷、长春新碱、多柔比星、环磷酰胺和泼尼松）等。

（二）靶向治疗

非霍奇金淋巴瘤患者可使用靶向药物，针对 CD20 阳性的淋巴瘤可使用利妥昔单抗。

十八、骨肉瘤

骨肉瘤是由肉瘤性成骨细胞及其产生的骨样组织为主要结构的恶性肿瘤，也常称为骨癌。

骨肉瘤的发生与遗传、放疗、化疗、外伤及矫形植入物等因素有关。

骨肉瘤药物治疗手段主要是化疗。

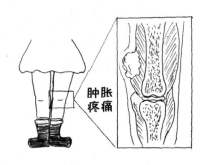

肿胀
疼痛

（一）化疗

1.骨肉瘤的化疗药物包括：顺铂、多柔比星、异环磷酰胺和大剂量甲氨蝶呤等。

2. 骨肉瘤常用的化疗方案有 AP（多柔比星 + 顺铂）、AI（多柔比星 + 大剂量异环磷酰胺）、大剂量甲氨蝶呤、吉西他滨联合多西他赛、异环磷酰胺联合依托泊苷等方案。

十九、软组织肉瘤

发生在软组织的恶性肿瘤，称为软组织肉瘤。软组织肉瘤最常见的发病部位是四肢、躯干、腹膜后和头颈部的软组织。软组织肉瘤的发生可能与先天畸形、遗传、异物刺激、化学物质刺激、病毒等因素有关。

软组织肉瘤的药物治疗手段主要是化疗和靶向治疗。

（一）化疗

1. 软组织肉瘤的化疗药物包括：多柔比星、环磷酰胺、异环磷酰胺、达卡巴嗪、吉西他滨、多西他赛等。

2. 常用的联合化疗方案有 AI（多柔比星 + 大剂量异环磷酰胺）、连续输注 CyADIC 方案（环磷酰胺、多柔比星和达卡巴嗪）、连续输注 ADIC 方案（多柔比星和达卡巴嗪）、MAID 方案（美司钠、多柔比星、异环磷酰胺和达卡巴嗪）、吉西他滨 + 多西他赛方案等。

（二）靶向治疗

软组织肉瘤的靶向治疗药物包括：帕唑帕尼、达沙替尼、索拉非尼、伊马替尼、瑞戈替尼等。

二十、结语

　　每种癌症的药物治疗方案均有化疗、靶向治疗、内分泌治疗或免疫治疗等一种或多种治疗手段，每种治疗手段均有一种或多种药物。具体品种会随着癌症药物治疗的进展有所变化。上述 19 种癌症药物治疗手段及治疗药物一览表另见第 10 章附录一。

　　在癌症患者接受抗癌药物治疗前，临床药师会和医生一起根据患者的肿瘤类型、分期、治疗的目的、基因状态、是否有基础疾病或者肿瘤并发症、重要脏器（例如心脏、肝、肾）功能状态等全面评估用药指征、用药禁忌症和用药期间注意事项等，为患者制订一个安全、有效、规范的治疗方案。患者的治疗方案由医生在临床药师的协助下结合实际情况制定。

第四章
常用抗癌药物

临床药师提醒，患者在用药前需要告诉医生一些与抗癌药物有关的重要信息，具体如下：

1.是否合并有其他疾病，如高血压、糖尿病、肝炎、肾功能不全、癫痫、蛀牙等，因为抗癌药物的使用可能受这些疾病的影响。

2.是否正在服用其他药品，如华法林、胺碘酮、卡马西平等，是否正在服用或准备服用中药汤剂和保健品等，因为抗癌药物可能与这些药物发生不良的相互作用。

3.是否有食物、药物过敏史。

4.是否已经怀孕，是否正在进行母乳喂养，是否计划近期怀孕。

5.告诉医生准确的身高和体重，身高和体重是医生计算药物用药剂量的重要依据。

患者在用药期间，有些注意事项，具体如下：

1.在患者使用抗癌药输液过程中，建议有一名家属全程陪同，以便配合医生保证患者用药安全。

2.使用口服抗癌药时，患者必须严格遵照医生医嘱按时按量用药，不可擅自加大或降低用药剂量。

3.严格遵照医生要求定期复查。

4.患者使用抗癌药物后出现某些毒副反应时，可参照本书第六章介绍的防治方法采取相应处理措施。一旦出现严重的毒副反应，及时与医生联系，并采取积极的处理方法。

5. 有的患者需在家继续使用一些口服抗癌药物。应遵照药品说明书要求贮存这些抗癌药物，并在有效期内使用。应避免将药品暴露于阳光下或较高温环境下（特别是阳光暴晒下的私家车内）。将药品放置于儿童不易拿到的位置，并叮嘱儿童不要接触任何药物。

6. 偶尔忘记服药的处理原则：如果已经临近下次的服药时间，

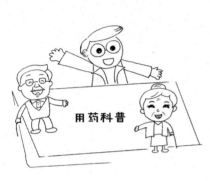

无需补服，按照原来的服药计划继续服用下次的药物。切勿因为之前忘记服药而增加用药剂量。如果不是太晚，应在记起时立刻补服。

7. 不能因为怀疑药物被吐出来了，而补服药物。必须在医生和临床药师的指导下决定是否补服药物，以及是否需要加用止吐药物。

8. 患者及其家属对药品说明书和自行查阅的药物资料有疑问时，可咨询医生和临床药师，不可盲目相信网络上的宣传。

读者可以另行参照第十章附录一，对照想了解的抗癌药物，在医生或临床药师的指导下，有选择性地阅读相应内容。

一、化疗药物

（一）氟尿嘧啶类

包括氟尿嘧啶、卡培他滨和替吉奥等。

1. 氟尿嘧啶注射液

（1）用于食管癌、胃癌、结直肠癌、乳腺癌、卵巢癌、肺癌、宫颈癌、膀胱癌等。

（2）注意事项

① 氟尿嘧啶通常采取静脉滴注或者通过化疗泵持续给药。在给药过程中，禁止擅自调整输液滴注速度，注意观察输液泵是否有报警情况。

② 氟尿嘧啶注射液常与亚叶酸钙合用，以提高氟尿嘧啶的抗癌疗效。用药后可能出现恶心、呕吐、骨髓抑制（白细胞减少、贫血或血小板减少）、腹泻、口腔溃疡、手足综合征、皮肤色素沉着、肝功能异常等毒副反应。

③ 注意腹泻、口腔溃疡和手足综合征的预防。

④ 用药期间注意选择清淡饮食，避免刺激性食物，保持口腔清洁，避免阳光暴晒。

2. 卡培他滨片、替吉奥胶囊

（1）用于结直肠癌、乳腺癌、胃癌、胰腺癌、食管癌、卵巢癌、肺癌、食管癌等。

（2）注意事项

① 是氟尿嘧啶的口服制剂。卡培他滨片和替吉奥胶囊用于治疗胃癌时基本等效。两药的毒副反应类似。

② 一般每日两次，早餐和晚餐后30分钟内随水一起吞服。药片必须整片吞服，不可压碎，或咀嚼服用。

③ 用药后可能出现恶心、呕吐、骨髓抑制（白细胞减少、贫血

或血小板减少）、腹泻、口腔溃疡、手足综合征、皮肤色素沉着、肝功能异常等毒副反应。

（二）铂类

包括顺铂、卡铂、奈达铂、洛铂和奥沙利铂等。

1. 注射用顺铂

（1）用于食管癌、胃癌、乳腺癌、卵巢癌、肺癌、宫颈癌、膀胱癌等。

（2）注意事项

① 用药当天患者常需要输注较多液体，并尽量多喝水，以减少顺铂导致的肾毒性。

② 用药后可能出现恶心、呕吐、骨髓抑制（白细胞减少、贫血或血小板减少）、肾脏毒性、耳毒性、过敏反应、外周神经毒性、脱发等毒副反应。

③ 患者用药后如果出现小便量减少或无尿、耳鸣、发热等情况，及时联系医生。

2. 注射用卡铂

（1）用于食管癌、卵巢癌、肺癌、宫颈癌、膀胱癌、肝癌等。

（2）注意事项

恶心、呕吐、贫血、肾脏毒性、耳毒性等反应轻于顺铂，血小板减少反应重于顺铂。

3. 注射用奈达铂

（1）用于肺癌、食管癌、卵巢癌等。

（2）注意事项

恶心、呕吐、贫血、肾脏毒性、耳毒性、骨髓抑制（白细胞减少、贫血或血小板减少）等毒副反应均轻于顺铂。

4. 注射用洛铂

（1）用于乳腺癌、肺癌等。

（2）注意事项

用药后可能出现恶心、呕吐、骨髓抑制（白细胞减少、贫血或血小板减少）等毒副反应。

5. 注射用奥沙利铂

（1）用于结直肠癌、胃癌、食管癌、肝癌、卵巢癌、淋巴瘤等。

（2）注意事项

① 用药后可能出现的毒副反应除恶心、呕吐、骨髓抑制（白细胞减少、贫血或血小板减少）等外，还可能出现过敏反应和外周神经毒性，但是较少出现肾脏毒性、耳毒性等毒副反应。

② 奥沙利铂致过敏反应防治：轻度过敏反应常表现为皮肤及颜面潮红、皮疹、瘙痒、打喷嚏等。严重过敏反应时会出现血压降低、过敏性休克甚至心跳呼吸骤停。过敏反应发生率及严重程度通常随着奥沙利铂使用次数的增加而增加。用药期间密切监测是否出现上述症状。

③ 奥沙利铂致外周神经毒性防治：多数患者用药会出现不同程度的手足麻木不适，接触冰凉物品时会触发或加重。外周神经毒性症状可随奥沙利铂使用次数的增加逐渐加重。日常生活期间注意避免接触冰凉物品。洗脸、刷牙要用温水。取冰箱的物品或天冷时，建议戴上手套。不要喝冰冷饮料，不要裸手接触病房的金属床架。

（三）紫杉醇类

包括紫杉醇、多西他赛等。

1. 紫杉醇注射液／注射用紫杉醇（白蛋白结合型）／注射用紫杉醇酯质体

（1）用于肺癌、乳腺癌、食管癌、胃癌、宫颈癌、卵巢癌、胰腺癌等。

（2）注意事项

① 紫杉醇注射液、白蛋白结合型紫杉醇和注射用紫杉醇酯质体是紫杉醇的不同剂型，在体内均通过紫杉醇发挥抗癌作用。

② 用药后可能出现骨髓抑制（白细胞减少、贫血或血小板减少）、恶心、呕吐、过敏反应、外周神经毒性、脱发、水肿、心血管毒性、关节及肌肉痛等毒副反应。

③ 严格遵照医生医嘱使用地塞米松等抗过敏药物。

④ 紫杉醇致外周神经毒性：外周神经毒性症状可随紫杉醇使用次数的增加逐渐加重。

⑤ 紫杉醇致心血管毒性：可有低血压和无症状的短时间心动过缓（心率每分钟小于60次），心电图检查结果异常等。

⑥ 紫杉醇致关节及肌肉痛：常出现在用药后的 2~3 天，数日内可恢复。

2. 多西他赛注射液

（1）用于肺癌、乳腺癌、胃癌、食管癌、前列腺癌等。

（2）注意事项

① 用药后可能出现骨髓抑制(白细胞减少、贫血或血小板减少)、恶心、呕吐、过敏反应、脱发、水肿、心血管毒性、关节及肌肉痛等毒副反应，较少出现外周神经毒性。

② 用药期间必须严格遵照医生医嘱按时按量使用地塞米松，以预防可能出现的过敏反应。

（四）长春碱类

包括长春新碱、长春地辛和长春瑞滨等。

1. 注射用长春新碱

（1）用于肺癌、恶性淋巴瘤、乳腺癌、食管癌等。

（2）注意事项

① 此类药物用药期间药液外漏，可引起严重的局部组织坏死、蜂窝织炎。一般采用外周静脉植入的中心静脉导管（PICC）/ 输液港（PORT）/ 颈静脉置管方式给药。

② 用药后可能出现骨髓抑制(白细胞减少、贫血或血小板减少)、恶心、呕吐、血管局部刺激、外周神经毒性、脱发等毒副反应。

③ 长春新碱导致的外周神经毒性的症状常表现为四肢麻木、感觉减退等。

2. 注射用长春地辛

（1）用于肺癌、恶性淋巴瘤、乳腺癌、食管癌等。

（2）注意事项

① 用药后可能出现与长春新碱类似的毒副反应，但一般采用 PICC/PORT/ 颈静脉置管方式给药。

② 神经毒性相对长春新碱要小。

3. 注射用长春瑞滨 / 长春瑞滨注射液 / 长春瑞滨软胶囊

（1）用于肺癌、乳腺癌等。

（2）注意事项

① 长春瑞滨既有供静脉输液用的注射剂，也有供口服用的胶囊。

② 用药后可能出现骨髓抑制（白细胞减少、贫血或血小板减少）、血管局部刺激、外周神经毒性、脱发、呼吸困难、支气管痉挛、心肌梗死、心绞痛等毒副反应。长春瑞滨的神经毒性相对长春新碱要小。

③ 长春瑞滨静脉用药时，通常采用 PICC/PORT/ 颈静脉置管等方式给药，通常不采用外周静脉用药，因为一旦出现外渗后果比较严重，可能引起局部皮肤毒性甚至坏死。

④ 使用长春瑞滨软胶囊时，应严格遵照医生医嘱按时服药，须在进餐时用水送服，禁止咀嚼或吮吸胶囊。若患者不慎咀嚼或吮吸了酒石酸长春瑞滨软胶囊，立即用清水漱口。如若可能，最好使用生理盐水漱口。被损坏的胶囊不能再服用。如果不慎接触到，须立

即用清水冲洗接触部位。

⑤ 如果在服用长春瑞滨软胶囊的几个小时之后出现呕吐现象，须在医生指导下使用止吐药和调整用药剂量。

（五）烷化剂类

包括环磷酰胺、异环磷酰胺和替莫唑胺等。

1. 注射用环磷酰胺 / 环磷酰胺片

（1）用于恶性淋巴瘤、乳腺癌、卵巢癌、肺癌、软组织肉瘤等。

（2）注意事项

① 环磷酰胺既有通过静脉用的注射剂，还有供口服用的片剂。

②用药后可能出现骨髓抑制（白细胞减少、贫血或血小板减少）、恶心、呕吐、出血性膀胱炎、脱发等毒副反应。

③ 环磷酰胺致出血性膀胱炎防治：表现为排尿困难、尿频、尿痛、血尿，可在给药后几小时或几周内出现，通常在停药后几天内消失。常同时使用药物美司纳预防出血性膀胱炎。鼓励患者用药期间尽量多喝水，多排尿，不要憋尿，以促进药物排泄减轻肾脏毒性。

④ 口服制剂环磷酰胺片应在进餐时服用，禁止咀嚼或吸吮，若不慎咀嚼或吸吮，立即用清水漱口。

2. 注射用异环磷酰胺

（1）用于恶性淋巴瘤、乳腺癌、卵巢癌、肺癌、软组织肉瘤等。

（2）注意事项

① 用药后可能出现骨髓抑制（白细胞减少、贫血或血小板减少）、恶心、呕吐、出血性膀胱炎、脱发等毒副反应。

② 异环磷酰胺致出血性膀胱炎防治同环磷酰胺。

3. 替莫唑胺胶囊

（1）用于多形性胶质母细胞瘤、间变性星形细胞瘤、恶性淋巴瘤、黑色素瘤以及其他癌症的脑转移等。

（2）注意事项

① 替莫唑胺胶囊应空腹服用（进餐前至少1小时），胶囊不能打开或咀嚼，应用一杯水整粒吞服。

② 用药前通常会采取止吐药物预防恶心、呕吐。

③ 用药后可能出现恶心、呕吐、乏力和骨髓抑制（白细胞减少、贫血或血小板减少）等毒副反应。

④ 如果胶囊有破损,应避免皮肤或黏膜与胶囊内粉状内容物接触。

（六）蒽环类

包括多柔比星、表柔比星和吡柔比星等。

1. 注射用多柔比星 / 多柔比星脂质体注射液

（1）用于乳腺癌、胃癌、恶性淋巴瘤等。

（2）注意事项

① 多柔比星也常被称为阿霉素。

② 除有普通的注射剂型外，另有特殊的注射剂型如多柔比星脂质体。

③ 除可经过静脉给药外，还可通过浆膜腔内给药和膀胱灌注给药。静脉用药时，一般采用 CVC/PICC/PORT 等方式给药。

④ 用药后可能出现心脏毒性、恶心、呕吐、骨髓抑制（白细胞减少、贫血或血小板减少）、脱发、注射部位刺激等毒副反应。

⑤ 严格遵照医生医嘱复查心电图。如果出现心慌、胸闷等不适反应，及时告知医生。

⑥ 用药后可能会出现尿液变红，是因为药物经尿液排出的原因，是使用此类药物的正常现象，无须紧张。

2. 注射用表柔比星 / 表柔比星注射液

（1）用于乳腺癌、恶性淋巴瘤等。

（2）注意事项

① 表柔比星也常被称为表阿霉素。

② 用药后可能出现心脏毒性、恶心、呕吐、骨髓抑制（白细胞减少、贫血或血小板减少）、脱发、注射部位刺激等毒副反应。其中心脏毒性轻于多柔比星。

③ 用药后可能会出现尿液变红，是使用此类药物的正常现象。

3. 注射用吡柔比星

（1）用于乳腺癌、恶性淋巴瘤等。

（2）注意事项

① 吡柔比星也常被称为吡喃阿霉素。

② 用药后可能出现心脏毒性、恶心、呕吐、骨髓抑制（白细胞减少、贫血或血小板减少）、脱发、注射部位刺激等毒副反应。一般程度较轻，其中脱发、心脏毒性和恶心、呕吐轻于多柔比星。

③ 用药后可能会出现尿液变红，是使用此类药物的正常现象。

（七）其他化疗药

1. 注射用伊立替康 / 伊立替康注射液

（1）用于结直肠癌、肺癌、胃癌、食管癌和胰腺癌等。

（2）注意事项

① 用药后除可能出现恶心、呕吐、骨髓抑制（白细胞减少、贫血或血小板减少）、脱发、疲劳等毒副反应外，还可能出现腹泻和胆碱能综合征。

② 腹泻治疗：腹泻发生率较高，多见于用药 24 小时后。部分患者腹泻会非常严重，应高度重视。建议常规配备止泻药洛哌丁胺胶囊。一旦出现水样便，应立即口服洛哌丁胺胶囊 2 粒（4 毫克），以后每次口服 1 粒，每 2 小时 1 次，至少服 7 次药，夜间可每 4 小时给予 2 粒。可于饮用水中加适量盐分，以补充腹泻后的身体脱水。直到最后一次水样便后继续用药 12 小时，最长用药时间不超过 48 小时。若 48 小时后仍有腹泻，应入院治疗。

③ 用药前行基因检测可以预测可能出现的严重腹泻风险。

④ 胆碱能综合征防治：使用伊立替康期间或用药后 24 小时内可出现多汗、多泪、唾液分泌增多、视物模糊、痉挛性腹痛、腹泻等。医生通常会采取有效措施预防和治疗上述不适。

2. 注射用培美曲塞

（1）用于非小细胞肺癌、胰腺癌、恶性胸膜间皮瘤等。

（2）注意事项

① 用药后除可能出现恶心、呕吐、骨髓抑制（白细胞减少、贫血或血小板减少）等毒副反应外，还可能出现肾毒性和皮疹。

② 白细胞减少的预防：治疗同时接受叶酸和维生素 B_{12} 的补充。要求在给予培美曲塞前至最后一次化疗结束后 3 个星期内，每天口服叶酸 400 微克或含叶酸含量为 400 微克的多种复合维生素。维生素 B_{12} 为注射剂，每 3 个化疗周期肌肉注射方式用药 1 次。

③ 皮疹的预防：培美曲塞给药前 2 天开始直至给药后 1 天，连续口服 3 天地塞米松片，每次 4 毫克，每日两次。

④ 肾损伤的预防：用药期间注意多喝水，若出现尿量明显减少（如每日尿量小于 400 毫升），应及时告诉医生。

3. 注射用吉西他滨

（1）用于肺癌、乳腺癌、胰腺癌、膀胱癌、卵巢癌、宫颈癌、肝癌等。

（2）注意事项

① 吉西他滨用药后除可能出现恶心、呕吐、骨髓抑制（白细胞减少、贫血或血小板减少）、脱发等毒副反应外，还可出现流行性感冒(流感)样症状。吉西他滨用药后的血小板减少相对较为常见。

② 流行性感冒样症状防治：是吉西他滨常见的、特征性的毒副反应，表现为发热、头痛、寒战、肌痛、乏力和厌食，也可出现咳嗽、鼻炎、出汗等，大多症状较轻、短暂。医生会根据患者出现上述症

状的具体情况，采取相应处理措施。

4. 注射用依托泊苷 / 依托泊苷注射液 / 依托泊苷胶囊

（1）用于肺癌、恶性淋巴瘤、卵巢癌、胃癌和食管癌、肝癌、软组织肉瘤等。

（2）注意事项

用药后可能出现恶心、呕吐、乏力、骨髓抑制（白细胞减少、贫血或血小板减少）、脱发等毒副反应，其中白细胞减少出现较晚，多发生于用药后1~2周，用药期间应注意复查血常规。

5. 注射用雷替曲塞

（1）用于结直肠癌。

（2）注意事项

① 用药后可能出现恶心、呕吐、腹泻、食欲下降、骨髓抑制（白细胞减少、贫血或血小板减少）、转氨酶升高、乏力等毒副反应。

② 由于雷替曲塞心脏毒性较低，尤其适合因氟尿嘧啶导致的心脏毒性患者的替代治疗。

6. 注射用甲氨蝶呤 / 甲氨蝶呤注射液

（1）用于恶性淋巴瘤、食管癌、乳腺癌、卵巢癌、宫颈癌和骨肉瘤等。

（2）注意事项

① 使用大剂量甲氨蝶呤时，应及时使用亚叶酸钙进行解毒，以

预防甲氨蝶呤治疗后所引起的严重毒副反应。

② 用药后需注意口腔溃疡、腹泻、大便出血、骨髓抑制（白细胞减少、贫血或血小板减少）、肝损伤、肾损伤等毒副反应。

7. 注射用博来霉素

（1）用于恶性淋巴瘤、食管癌和睾丸癌等。

（2）注意事项

① 用药后可能出现发热、皮肤色素沉着、皮疹和肺损伤等毒副反应。

② 用药后避免日晒。

二、靶向药物

（一）单克隆抗体类靶向药

1. 贝伐珠单抗注射液

（1）用于非鳞非小细胞肺癌、结直肠癌、乳腺癌、卵巢癌、宫颈癌、肾癌和神经胶质瘤等。

（2）注意事项

① 用药后可能出现高血压、鼻出血、大便出血、蛋白尿等毒副反应。

② 用药后高血压防治：应从用药前即开始监测血压，并贯穿于整个治疗过程。在治疗初期的 2 周内，建议每日监测血压。对于用药前即有高血压及用药后出现高血压的患者，应行降压药物治疗。

③ 注意观察是否有皮肤、黏膜出血、鼻出血、牙龈出血、大便

出血（或者柏油样黑色大便）等症状，注意观察是否有小便泡沫明显增多的情况。

2. 西妥昔单抗注射液

（1）用于结直肠癌、食管癌、非小细胞肺癌等。

（2）注意事项

① 用药前需要进行 RAS、BRAF 基因检测，并确认为野生型。

② 输液过程中及输液结束后 1 小时内，常配备复苏设备，并密切观察是否出现发热、寒战、头晕，或者呼吸困难等症状。

③ 用药后可能出现皮疹、发热、疲劳、间质性肺病等毒副反应。

3. 注射用曲妥珠单抗

（1）用于乳腺癌和胃癌。

（2）注意事项

① 用药前需要行 HER-2 基因检测，并确认为阳性。

② 常见毒副反应有过敏反应、心脏损伤等毒副反应。

③ 用药期间应遵照医嘱要求复查心脏彩超、心电图，以评估是否出现心脏损伤。

4. 尼妥珠单抗注射液

（1）用于鼻咽癌。

（2）注意事项

常见毒副反应有发热、血压下降、恶心、头晕、皮疹等毒副反应。

5. 利妥昔单抗注射液

（1）用于恶性淋巴瘤、白血病。

（2）注意事项

① 利妥昔单抗治疗前应对患者进行乙肝病毒筛查，必要时行抗乙肝病毒治疗，防止治疗过程中乙肝病毒再激活。

② 用药前应遵照医生医嘱采取预防过敏的措施。

③ 用药后可能出现过敏反应（发热、寒战等）、恶心、头痛、乏力等毒副反应。

④ 过敏反应通常出现在利妥昔单抗输注开始后的 30 分钟至 2 小时之内，以发热、寒战、颜面潮红、皮疹等为主，故应控制滴速。对出现严重输液反应的患者，应立即停止用药。

（二）小分子靶向药

1. 吉非替尼片

（1）用于 EGFR 基因突变阳性的非小细胞肺癌。

（2）注意事项

① 用药前需经 EGFR 基因检测，并确认为敏感突变。

② 每次 1 片（250 毫克），每日 1 次，口服，空腹或与食物同服。如果有吞咽困难，可将片剂分散于半杯饮用水中，搅拌至完全分散（约需 10 分钟）后立即喝下药液。

③ 用药后可能出现皮疹、痤疮、皮肤干燥和瘙痒、指甲异常、间质性肺病、腹泻等毒副反应。

④ 如果发现以下毒副反应，请立即就医：严重或持续的腹泻、

恶心、厌食或呕吐、甚至脱水；肺部症状恶化或出现新的症状；任何眼部症状。

⑤ 一旦出现新的急性发作或不能解释的症状如呼吸困难、咳嗽和发热时，应及时与医生取得联系，确定是否为吉非替尼导致的间质性肺病。一旦确诊是间质性肺病，则应停止吉非替尼治疗，并给予适当的治疗。

⑥ 用药期间避免阳光暴晒，户外活动时应穿防晒服或使用防晒霜，避免使用有皮肤刺激性的护肤品，不用碱性日用品如肥皂等清洗皮肤。

2. 厄洛替尼片

（1）除可用于 EGFR 突变阳性的非小细胞肺癌，还可用于胰腺癌。

（2）注意事项

① 非小细胞肺癌患者使用厄洛替尼前，需经 EGFR 基因检测，并确认为敏感突变；胰腺癌患者使用厄洛替尼前，不需经 EGFR 基因检测。

② 每次 1 片（150 毫克），每日 1 次，应空腹服用（至少餐前 1 小时或餐后 2 小时）。

③ 其他用药注意事项同吉非替尼。

3. 埃克替尼片

（1）用于 EGFR 突变阳性的非小细胞肺癌。

（2）注意事项

① 用药前需经 EGFR 基因检测，并确认为敏感突变。

② 每次1片（125毫克），每天3次，口服。可空腹或与食物同服。

③ 其他用药注意事项同吉非替尼。

4. 阿法替尼片

（1）用于 EGFR 突变阳性的非小细胞肺癌。

（2）注意事项

① 用药前需经 EGFR 基因检测，并确认为敏感突变。

② 每次1片（40毫克），每天1次，整片用水吞服。应在进食后至少3小时或进食前至少1小时服用，不应与食物同服。

③ 常见不良反应有腹泻、皮疹、痤疮样皮炎、皮肤瘙痒，皮肤干燥、甲沟炎等毒副反应。

5. 奥希替尼片

（1）用于吉非替尼、厄洛替尼或埃克替尼耐药且 EGFR T790M 基因突变的非小细胞肺癌。

（2）注意事项

① 用药前需经 EGFR 基因检测，并确认为 T790M 突变。

② 每次1片（80毫克），每日1次，整片和水送服，不应压碎、掰断或咀嚼。每日相同时间服用，进餐或空腹时服用均可。如果患者无法吞咽药物，可将药片溶于饮用水中，直接搅拌至分散后迅速吞服或经胃管喂饲。随后应再加入半杯水，以保证杯内无残留，随后迅速饮用。

③ 常见毒副反应有皮疹、痤疮样皮炎、皮肤瘙痒、皮肤干燥、甲沟炎等毒副反应。

④ 用药期间应注意行心电图、心脏彩超等检查。

⑤ 其他注意事项参照吉非替尼。

6. 克唑替尼胶囊

（1）用于 ALK 突变阳性的非小细胞肺癌。

（2）注意事项

① 用药前需经 ALK 基因检测。

② 每次1粒（250毫克），每天2次，整粒吞服，不要压碎、溶解或打开胶囊。与食物同服或不同服均可。用药期间不能食用葡萄汁和柚子汁。

③ 用药后可能出现视觉异常、恶心、呕吐、腹泻、转氨酶升高等毒副反应。

④ 用药期间注意监测视力情况，如是否出现闪光、视力模糊、等眼部症状。

⑤ 用药期间注意观察是否有心跳异常、头晕等情况，是否有咳嗽咳痰加重的情况。

7. 色瑞替尼

（1）用于 ALK 突变阳性的非小细胞肺癌。对克唑替尼耐药后的非小细胞肺癌患者使用色瑞替尼仍然有效。

（2）注意事项

① 用药前需经 ALK 基因检测。

② 每次 1 粒（750 毫克），每天 2 次，空腹时服用。用药期间不能食用葡萄汁和柚子汁。

③ 用药后可能出现腹泻、恶心、呕吐、转氨酶升高等毒副反应。

④ 用药期间注意观察是否有心跳异常、头晕等情况、是否有咳嗽咳痰加重的情况。

8. 索拉非尼片

（1）用于肾癌、肝癌、甲状腺癌等。

（2）注意事项

① 用药后可能出现皮疹、瘙痒、腹泻、手足综合征、高血压、乏力、脱发等毒副反应。

② 每次 2 片（400 毫克），每日 2 次，应空腹或餐后 2 小时，用一杯温开水吞服。不要压碎、咀嚼或掰开药片。

③ 应定期监测血压，尤其是服药前 6 周。

9. 舒尼替尼胶囊

（1）用于胃肠间质瘤、肾癌、胰腺神经内分泌瘤等。

（2）注意事项

① 胃肠间质瘤和肾癌：每次 50 毫克，每日 1 次，口服，与食物同服或不同服均可。服药 4 周，停药 2 周，即 6 周为一个周期。

② 胰腺神经内分泌瘤：每次 37.5 毫克，每日 1 次，口服。连续服药，无停药期。

③ 用药后可能出现血压升高、皮疹、疲劳、发热、疼痛、食欲下降、恶心、呕吐、腹泻等毒副反应。

④ 定期监测血压、遵照医生医嘱行心电图、心脏彩超等检查。

10. 拉帕替尼片

（1）用于乳腺癌。

（2）注意事项

① 用药前需经 HER-2 基因检测。

② 每次 5 片（1250 毫克），每日 1 次，饭前 1 小时或饭后 2 小时后服用，不要分次服用。

③ 用药后可能出现恶心、呕吐、腹泻、口腔溃疡等毒副反应。

④ 若出现心跳异常、心悸、气急、严重腹泻，应及时与医生联系。

⑤ 用药期间注意行心电图、心脏彩超等检查。

11. 阿帕替尼片

（1）用于胃癌等。

（2）注意事项

① 每日 1 次，餐后半小时以温开水送服，每日服药的时间应尽可能相同，每次用量遵照医生医嘱要求。

② 用药后可能出现骨髓抑制（白细胞减少、血小板减少等）、高血压、鼻出血、大便出血、蛋白尿、手足综合征等毒副反应。

③ 血压监测：应从用药前就开始，贯穿于整个治疗过程，尤其是治疗初期的 2 周内，建议每日监测血压。

④ 注意观察是否有皮肤、黏膜出血、鼻出血、牙龈出血、大便出血（或者柏油样黑色大便）等症状，注意观察是否有小便泡沫明显增多的情况。

（三）其他靶向药

1. 重组人血管内皮抑制素注射液

（1）用于非小细胞肺癌等。

（2）注意事项

① 常采用静脉持续滴注的方式用药。

② 用药后较少出现毒副反应，少数患者可出现疲劳、胸闷、心慌、腹泻、皮疹等毒副反应。

三、内分泌治疗药

（一）作用于雌激素类药

1. 他莫昔芬片 / 他莫昔芬口服溶液

（1）用于乳腺癌、卵巢癌、子宫内膜癌等。

（2）注意事项

① 使用此药既可在绝经前，也可在绝经后。

② 用药前需要检查雌激素受体、孕激素受体的表达情况。

③ 定期检查腹部 B 超，评估子宫内膜厚度，以便及时发现子宫内膜增生情况，决定是否能继续服用他莫昔芬。

④ 每次 10 毫克或 20 毫克，每日 2 次，或者遵照医生医嘱采取其他用法用量。

2. 来曲唑片

（1）用于乳腺癌、卵巢癌、子宫内膜癌等。

（2）注意事项

① 使用此药仅可在绝经后。

② 用药前需要检查雌激素受体、孕激素受体的表达情况。

③ 用药后可能出现高胆固醇血症、面部潮红、肌肉关节痛、盗汗、恶心、心血管事件、骨质疏松等毒副反应

④ 建议所有服用来曲唑的患者补充钙片和维生素 D，多食含钙丰富的食物，多进行户外活动。

⑤ 每次 2.5 毫克（1 片），每日 1 次，服药不需要考虑进食时间，可在餐前、餐后或进餐时服用。

3. 阿那曲唑片

（1）用于乳腺癌、卵巢癌、子宫内膜癌等。

（2）注意事项

① 使用此药仅可在绝经后。

② 用药前需要检查雌激素受体、孕激素受体的表达情况。

③ 用药后可能出现面部潮红、关节痛 / 僵直、情绪异常、乏力、骨质疏松等毒副反应

④ 每次 1 毫克（1 片），每日 1 次。

⑤ 定期行骨密度检查，以便及时发现可能出现的骨质疏松风险。

4. 依西美坦片 / 依西美坦胶囊

（1）用于乳腺癌。

（2）注意事项

① 使用此药仅可在绝经后。

② 用药前需要检查雌激素受体、孕激素受体的表达情况。

③ 每次 25 毫克（1 片或 1 粒），每日 1 次，饭后服。

④ 用药后可能出现面部潮红、关节痛、疲劳等毒副反应。

⑤ 主要有恶心、口干、便秘等毒副反应，一般程度较轻。

5. 托瑞米芬片

（1）用于乳腺癌。

（2）注意事项

① 使用此药仅可在绝经后。

② 每次 60 毫克（1 片），每日 1 次。

③ 用药后可能出现面部潮红、多汗、阴道出血、阴道分泌物增加等毒副反应，一般程度较轻。

6. 注射用福美坦

（1）用于乳腺癌。

（2）注意事项

① 该药也常被称为福美司坦。

② 使用此药仅可在绝经后。

③ 用药前需要检查雌激素受体、孕激素受体的表达情况。

④ 不同于多数其他抗癌药物采用的静脉滴注、口服用药，福美坦采用肌肉注射方式用药。每 2 个星期用药 1 次。

⑤ 用药后可能出现皮肤红、痒、痛、烧灼感等毒副反应。

7. 氟维司群注射液

（1）用于乳腺癌。

（2）注意事项

① 使用此药仅可在绝经后用。

② 用药前需要检查雌激素受体、孕激素受体的表达情况。

③ 不同于多数其他抗癌药物采用的静脉滴注、口服用药，氟维司群采用肌肉注射方式用药。每月用药 1 次。

④ 用药后可能出现恶心、呕吐、便秘、腹泻等毒副反应，一般程度较轻。

（二）作用于雄激素及其他激素类药

1. 戈舍瑞林缓释植入剂

（1）用于前列腺癌、乳腺癌等。

（2）注意事项

① 用药为皮下植入剂型，仅限皮下注射给药，常用的注射部位为上腹壁，但也可在下腹中线。

② 一般每 28 天用药 1 次。

③ 用药期间应监测骨密度。

④ 用药后可能出现面部潮红、性欲下降、情绪变化等毒副反应。

2. 注射用亮丙瑞林微球

（1）用于前列腺癌、子宫内膜异位症等。

（2）注意事项

用药期间应监测骨密度、血脂、血压等。

3. 曲普瑞林注射液 / 注射用曲普瑞林

（1）前列腺癌、子宫肌瘤等。

（2）注意事项

既可皮下注射，也可肌内注射。

4. 氟他胺片 / 氟他胺胶囊

（1）用于前列腺癌。

（2）注意事项

① 每次 250 毫克（1 片或 2 粒），每日 3 次，宜于餐后服用。

② 用药期间应定期检查肝功能、血压及血清前列腺特异性抗原。

5. 比卡鲁胺片 / 比卡鲁胺胶囊

（1）用于前列腺癌。

（2）注意事项

① 每次 50 毫克（1 片或 1 粒），每日 1 次。

② 用药后可能出现肝功能异常，应定期检查肝功能。

四、结语

患者在使用抗癌药物前和使用过程中，若有任何疑问，都可以咨询临床药师，比如：

1. 抗癌药选用问题：为什么使用这种抗癌药，而不使用别的抗癌药？各有哪些优缺点？

2. 用药适应征问题：为什么所用抗癌药的药品说明书没有提到相应的适应征？

3. 毒副反应防治：所使用的抗癌药有哪些毒副反应？这些毒副反应怎样预防？

4. 药物相互作用：所使用的抗癌药是否与正在服用的其他药有不良的相互作用？

5. 特殊用药情况处理：如果忘记服药怎么办？如果怀疑药物呕吐出来了怎么办？

6. 其他用药注意事项：如药品应怎样贮藏？什么时间服药？

肿瘤专科临床药师可以较为详尽地为患者使用抗癌药答疑解惑。

第五章
抗癌药物的常见毒副反应防治

患者在使用抗癌药和抗癌辅助药过程中，在非常期待用药后良好治疗效果的同时，也难免出现药物导致的毒副反应。虽然抗癌药物导致的毒副反应种类较多，但患者大可不必因为有这么多种毒副反应而害怕使用抗癌药物。

实际上，患者在使用抗癌药物后，一般只会出现少数几种毒副反应，而且每种毒副反应均有相应的防治方法。人们若了解这些毒副反应防治常识，配合好医生的治疗，将可以明显降低抗癌药物毒副反应，并且使癌症的药物治疗过程更加顺利。

肿瘤专科临床药师非常关注患者用药后的毒副反应，擅长采取有效措施进行预防和治疗药物毒副反应，从而降低其危害。

一、抗癌药物的毒副反应有哪些？

1. 消化道反应：表现为食欲降低、恶心、呕吐、腹泻、口腔溃疡等。

2. 骨髓抑制：表现为白细胞 / 中性粒细胞减少、贫血、血小板减少等。

3. 神经毒性：分中枢神经毒性和外周神经毒性两种。中枢神经毒性表现为疲乏、全身乏力等，外周神经毒性常表现为手足麻木、感觉异常等。

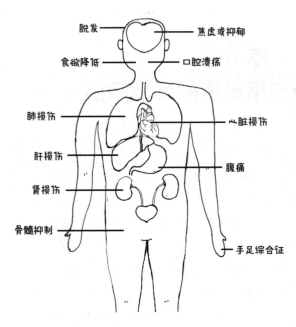

脱发

焦虑或抑郁

食欲降低

口腔溃疡

肺损伤

心脏损伤

肝损伤

腹痛

肾损伤

骨髓抑制

手足综合征

4.过敏反应：表现为皮疹、皮肤瘙痒、面色潮红、发热、寒战、胸闷、呼吸困难、血压明显降低等。

5.皮肤损害：表现为皮疹、手足综合征（手指、脚趾出现红斑、肿胀、热、疼痛）、色素沉着（皮肤颜色变深）、甲沟炎等症状。

6.肝损伤：表现为肝功能检查指标中谷氨酸氨基转移酶（谷丙转氨酶）、天冬氨酸氨基转移酶（谷草转氨酶）、碱性磷酸酶、胆红素升高，可能出现眼结膜变黄、皮肤明显变黄等情况。

7.肾损伤：表现为肾功能检查指标中肌酐、尿素氮升高，尿常规检查中蛋白尿阳性，可能出现少尿、无尿、血尿等情况。

8.心脏损伤：表现为心电图、心脏彩超等结果异常，伴或不伴胸闷、胸痛、心慌、气促等症状。

9.血压升高：可能伴有头痛、头晕、视觉障碍等症状。

10.肺毒性：表现为胸部平片或 CT 中肺部异常改变，可能伴有呼吸困难、咳嗽等症状。

11.局部刺激：表现为注射给药过程中出现血管疼痛，药物在针刺部位渗漏引起红斑、肿胀、疼痛，甚至出现局部坏死、溃烂等症状。

12. 脱发：表现为头发、眉毛、腋毛、腿毛脱落等。

二、为什么抗癌药物会导致毒副反应？

"是药三分毒"，没有毒副反应的药物是不存在的，抗癌药物自然也不例外。抗癌药物导致毒副反应的原因主要有：

化疗药物，作为抗癌药物的重要类型，除对癌细胞有杀灭作用外，对身体内的正常细胞也有杀灭作用，特别是生长速度较快的白细胞、胃肠黏膜细胞、毛囊细胞等，这也是化疗药物容易导致毒副反应最重要的原因，可表现为白细胞/中性粒细胞减少，食欲降低、恶心、呕吐、腹泻等消化道反应，脱发等。相比而言，内分泌治疗药物和靶向药物对身体内的正常细胞影响较小，因此较少出现上述毒副反应。

一些抗癌药物所具有的特殊效应，也是导致特殊毒副反应的原因。如蒽环类化疗药导致的血管刺激作用和心脏毒性，氟尿嘧啶类化疗药导致的手足综合征，铂类化疗药导致的肾毒性。吉非替尼等靶向药导致的皮疹和肺毒性，贝伐珠单抗导致的高血压和出血反应。内分泌治疗药物导致的骨质疏松等。

三、抗癌药物的毒副反应防治原则有哪些？

1. 患者在接受抗癌药物治疗前，告诉医生和临床药师一些关键信息，比如：

（1）是否有食物和药物过敏史，是否有其他疾病，如肝脏、肾脏、心脏等方面的疾病。

（2）是否有其他入院时尚未向医生提及的症状。

（3）是否正在服用某种药物和保健品，因为这些药物和保健品可能与抗癌药物产生不良的相互作用。

白天小睡片刻以消除疲劳

用温和的保湿香波洗发

化疗副作用如何管理

吃益生菌治疗腹泻

生姜茶减轻恶心

2.配合医生和临床药师做好毒副反应防治措施，比如：

（1）遵照医嘱查血常规、肝、肾功能等，行 CT、B 超、心电图等检查。

（2）了解所使用的抗癌药物常见的毒副反应及其注意事项。

（3）了解常见药物毒副反应防治原则及处理措施。

（4）告诉医生和临床药师用药后的毒副反应情况，也可以参照第十章第 2 节内容准确描述抗癌药物毒副反应的具体情况。

（5）注意用药期间饮食要求：规律作息和饮食，注意少去或不去人多或空气不流通的地方，如尽量避免乘坐人多的公共汽车，避免劳累、受凉。注意多喝水，加强营养，避免暴饮暴食，避免食用辛辣刺激性、不新鲜不卫生的食物。

四、如何防治食欲降低？

食欲降低是抗癌药物尤其是化疗药物最常见的毒副反应。

食欲降低的主要防治措施包括如下两点：

1. 调整饮食

建议患者在化疗期间尽量吃自己喜欢的食物。一次无法吃太多时，可少量多餐。也可以在营养医师的指导下选择、搭配食材，平衡各种营养的摄入量，解决治疗期间遇到的各种饮食问题。

2. 药物治疗

医生会根据患者食欲降低的情况，酌情给予增强食欲的药物，如甲地孕酮、甲羟孕酮等。若合并恶心、呕吐，常加用止吐药。

五、如何防治恶心、呕吐？

恶心、呕吐是抗癌药物尤其是化疗药物最常见的毒副反应。

恶心、呕吐的主要防治措施包括如下几点：

1. 调整饮食

建议患者在化疗期间适当调整饮食。如饮食清淡，少量多餐，避免进食生冷、油腻、刺激性食物。

2. 使用止吐药物

（1）预防：指在化疗前即开始使用止吐药物，是普遍采用的有效方式。止吐用药主要包括司琼类止吐药、甲氧氯普胺、阿瑞匹坦和精神类药物等。另外，地塞米松也有很好的预防呕吐作用。

（2）治疗：在采取常规预防措施后，少数患者还会出现恶心、呕吐症状。此时，根据情况再加用司琼类止吐药、甲氧氯普胺、地塞米松等药物。若出现严重的恶心、呕吐，常补充水、电解质等各种人体所需营养成分。

3. 止吐药物简介

（1）司琼类止吐药

司琼类止吐药，又称 5- 羟色胺 3 受体拮抗剂，因具有高效、强效的止吐作用，临床广泛用于防治化疗、放疗所导致的恶心、呕吐。

此类药主要通过静脉给药，部分品种也有口服制剂。静脉给药适合住院期间使用，口服用药使用相对方便，患者可以在家服用。

司琼类药的品种主要有帕洛诺司琼、昂丹司琼、格拉司琼、托烷司琼、阿扎司琼等。其中，帕洛诺司琼止吐作用持续时间较其他司琼类药物明显长。

司琼类止吐药用药后可能出现便秘、腹胀、头痛、心律失常等毒副反应，但上述反应一般较轻。

（2）甲氧氯普胺注射液 / 甲氧氯普胺片

甲氧氯普胺，又名胃复安或灭吐灵。

甲氧氯普胺是在司琼类止吐药上市前最常用的止吐药。目前多用于预防呕吐风险较小的化疗药物所致呕吐。另外，还用于在常规预防呕吐的措施上仍出现呕吐时的止吐治疗。

（3）阿瑞匹坦片

阿瑞匹坦是一种新型的口服止吐药。

主要用于预防呕吐风险较高的化疗方案所致呕吐。

用药后可能出现便秘、食欲减退等毒副反应。

（4）其他类药物

部分精神类药物，如氟哌啶醇、奥氮平、劳拉西泮，以及抗过敏药地塞米松、苯海拉明、异丙嗪也常用于预防和治疗化疗导致的恶心、呕吐。

精神类药物，如奥氮平的药品说明书注明的适应症为"适用于精神分裂症及其他有严重阳性症状和 / 或阴性症状的精神病的急性期和维持期的治疗，也可缓解精神分裂症及相关疾病的继发性情感症状"，但是在最新的临床研究中发现，它们在预防和治疗化疗导致的恶心、呕吐中具有独到的作用，所以当医生开具此类药物时，不必过于惊讶或者怀疑医生开错药物。

此类药物常与司琼类止吐药联合应用，不推荐单独使用。用药前需要确认服药的天数。

（5）调整心情

当出现恶心感时，可以缓慢深呼吸，通过和亲友、病友聊天、听音乐、看电视等方式分散注意力。

六、如何防治腹泻？

腹泻多见于伊立替康、氟尿嘧啶等化疗药。

出现腹泻后采取相应的治疗措施包括如下几点：

1. 使用止泻药物

患者使用伊立替康、氟尿嘧啶等化疗药时，一旦出现腹泻，需及时使用止泻药物。止泻药物主要有洛哌丁胺、蒙脱石散、活菌制剂等。

2. 止泻药物简介

（1）蒙脱石散

急性腹泻时，第一次可服用2倍的常用量。

患者如果同时在服用其他药物（如活菌制剂），请确认与其他药服用的间隔时间。使用蒙脱石散应在早、中、晚餐前服药。服药期间应注意多喝水。腹泻停止后，及时停药，否则容易导致便秘。

（2）洛哌丁胺

严格遵医嘱服用本药。急性腹泻时，若使用本药两天后腹泻仍无改善，通常应停止继续服用本药，应在医生和临床药师的指导下寻找其他导致腹泻的原因。

服药期间应注意多喝水。

（3）活菌制剂

此类药物包括复方嗜酸乳杆菌片、双歧杆菌乳杆菌三联活菌片、双歧杆菌四联活菌片、酪酸梭菌活菌片、地衣芽孢杆菌活菌胶囊、枯草杆菌二联活菌颗粒、布拉氏酵母菌散等。患者如果同时在服用其他药物（如抗生素、蒙脱石散等），需要确认与其他药服用的间隔时间。腹泻停止后，仍可继续服用，以巩固治疗效果。

注意药品说明书中提到的贮藏条件，部分需要 2℃ ~8℃贮藏的品种，可放置在冰箱冷藏室，避免阳光暴晒或较高温（如阳光暴晒下的私家车内）。

3. 调整饮食

除需要饮食清淡，少量多餐，避免进食生冷、油腻、刺激性食物外，还需要注意尽量少吃含丰富纤维素的蔬菜如韭菜、芹菜等。严重腹泻时，应首选流质饮食，逐渐改为半流质，直至普通饮食。多喝白开水或咸度合适的盐水。

4. 其他

患者若在服用口服抗癌药物期间出现腹泻，需要在医生和临床药师的指导下决定是否需要治疗腹泻、调整药物剂量或者停用抗癌药物。

每次排便后用温水清洗肛周，并用柔软的毛巾或纸巾吸干。每次大便后若发现大便颜色为鲜红色，可能为大便出血，此时应及时联系医生。

七、如何防治便秘？

便秘较少由抗癌药物引起，主要见于一些止吐药和阿片类镇痛药。便秘防治措施包括如下几点：

1. 饮食调整

（1）多吃富含纤维素的食物，例如蔬菜、水果等。

（2）多喝水，或者温热的果汁、茶或柠檬水，建议每天至少喝大约2升水。

（3）早晨起床后空腹时喝杯温开水。

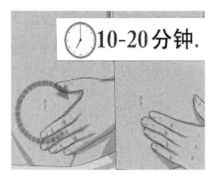

2. 生活方式调整

（1）进餐后宜适量运动：提倡进餐结束1至1.5个小时后散步。

（2）腹部按摩：这是防治便秘的简单且行之有效的方法。按摩方法：以肚脐为中心，从右下腹开始，作小圆形旋转按摩，逐渐移至右上腹，再到左上腹，最后到左下腹，建议每次按摩持续10~20分钟。患者可自己做腹部按摩，也可以请家属帮忙。

3. 药物治疗

（1）若3天以上未大便，应在医生和临床药师指导下服用通便药，如酚酞片、乳果糖口服溶液等。

（2）通便药简介

常用酚酞（果导）片、乳果糖口服溶液和比沙可啶片等。

酚酞片通常应睡前服，用药期间同时服用碳酸氢钠等碱性药，大便颜色可能会偏红，为正常现象。

乳果糖口服溶液通常在早晨一次服用，也可分次服用。

比沙可啶片不得碾碎或溶解后使用，服药前后1~2小时内不得喝牛奶，不得服用奥美拉唑等抑制胃酸分泌的药物。

八、如何防治口腔溃疡？

口腔溃疡，也称口腔黏膜炎，是部分抗癌药物的毒副反应，主要表现为口腔局部疼痛、红肿，影响进食等。

口腔溃疡防治措施包括如下几点：

1. 用药前告诉医生和临床药师是否有口腔溃疡，是否有牙龈炎、蛀牙等口腔疾病，是否佩戴有假牙、牙套等。

2. 加强口腔卫生，用药期间注意保持口腔卫生，避免感染。每天至少早上和晚上各刷牙 1 次，必要时可以采用牙线清理牙缝。除三餐饭后要漱口外，其他任何时候进食后均要漱口。注意漱口时用温开水含漱 20 秒以上，重复 3~5 次。

3. 治疗期间和治疗后如果出现口腔溃疡，应及时告知医生和临床药师。

4. 口腔溃疡较严重时可采取一些药物治疗。含漱药如碳酸氢钠溶液、复方氯己定溶液、康复新液、粒细胞巨噬细胞刺激因子溶液等，局部用药如锡类散、西瓜霜含片，口服中成药如双花百合片等，口服西药如复合维生素等。

5. 根据口腔溃疡的具体情况，医生或临床药师会指导患者是否继续使用抗癌药物或者调整用药剂量。

6. 避免进食粗糙、过冷、过热、过酸、油炸的食物，忌烟酒。

九、如何防治白细胞／中性粒细胞减少？

白细胞／中性粒细胞减少是抗癌药物尤其是化疗药物最常见的毒副反应。白细胞／中性粒细胞好比是人体抵御细菌侵犯的卫士，有了白细胞／中性粒细胞的保护，人体不容易被细菌感染。但是当

白细胞 / 中性粒细胞减少时，感染的风险将明显增加。

白细胞 / 中性粒细胞减少的防治措施包括如下几点：

1. 严格遵照医嘱按时复查血常规。

2. 医生和临床药师会根据血常规报告单中白细胞 / 中性粒细胞的降低情况和患者的其他危险因素，制定白细胞 / 中性粒细胞减少的预防和治疗方案，并指导患者是否继续使用抗癌药物或者调整用药剂量。

3. 升白细胞 / 中性粒细胞药简介

升白细胞药，主要指"升白针"，包括粒细胞集落刺激因子、粒细胞巨噬细胞集落刺激因子和聚乙二醇化重组人粒细胞刺激因子（长效升白针）等。口服药如维生素 B_4、利血生片和地榆升白片也有升白细胞作用。

此类药用于抗癌治疗导致白细胞 / 中性粒细胞减少的预防和治疗。一般于抗癌药物用药结束后 24~48 小时开始使用，以预防白细胞 / 中性粒细胞减少。也可用于上周期抗癌治疗结束后或治疗期间复查血常规时白细胞 / 中性粒细胞低于正常时，以防止进一步降低。

在用升白细胞药期间，应暂停使用抗癌药物，患者尤其应注意暂停口服抗癌药如卡培他滨、替吉奥、替莫唑胺等。

部分患者用药后可能出现肌肉酸痛、骨痛和腰痛等症状，疼痛严重时可加用止痛药。

患者在家备用"升白针"时，应注意在 2℃ ~8℃贮藏，可放置在冰箱冷藏室，避免冷冻、阳光暴晒或较高温（如阳光暴晒下的私家车内）。

4. 患者及其家属需要做好感染的预防措施，如避免受凉、避免去人多的地方、外出时戴好口罩、尽量减少人员探视等；饭前洗手、饭后漱口，保持口腔清洁，注意饮食卫生；衣物勤更换，保持皮肤清洁干燥；大便后用清水清洁肛门，防止肛周感染。

5. 一旦出现可疑感染，如：发热、咳嗽、咳痰、腹泻等疑似感染的症状时，需要及时到医院就诊。

十、如何防治血小板减少？

血小板减少是抗癌药物尤其是化疗药物较常见的毒副反应。血小板减少可明显增加全身的出血风险。

血小板减少的防治措施包括如下几点：

1. 严格遵照医嘱按时复查血常规。

2. 医生和临床药师根据血常规报告单中血小板减少程度和出血风险，制订升血小板的方案，并指导患者是否继续使用抗癌药物或者调整化疗用药剂量。

3. 升血小板药简介

（1）主要有针剂白细胞介素 –11 和血小板生成素，又称"升血小板针"。也有口服药如利血生、肌酐片等。升血小板的治疗起效较慢。

（2）在用升血小板药期间，暂停使用化疗药，患者尤其应注意暂停口服化疗药如卡培他滨、替吉奥、替莫唑胺等。

（3）患者在家备用"升血小板针"时，应注意在 2℃ ~8℃ 贮藏，可放置在冰箱冷藏室，避免冷冻、阳光暴晒或较高温（如阳光暴晒下的私家车内）。

（4）白细胞介素 –11：常见四肢水肿、头痛、肌肉酸痛等毒副反应，一般程度较轻。少数患者出现较严重的乏力、头晕、头痛、失眠及结膜出血，不需特殊处理，停药后可自行缓解。

（5）血小板生成素：用于严重的血小板减少患者。较少出现关节肌肉酸痛等毒副反应。

4. 如果血小板减少程度较为严重（如血小板数低于 $25 \times 10^9/$ 升）、有出血倾向或者有出血症状，医生会建议直接输注血小板。

5. 根据患者出现血小板减少的风险，也可采取预防性升血小板治疗。

6. 血小板减少可能出现的鼻出血、牙龈出血、大便出血、皮肤瘀青等出血症状，患者及其家属应密切观察，一旦出现上述症状，立即告知医生和临床药师。

7. 适当多吃花生衣等有升血小板作用的食物。

十一、如何防治外周神经毒性？

外周神经毒性是部分抗癌药物的毒副反应，多见于奥沙利铂、长春碱类、紫杉醇类等化疗药。

外周神经毒性防治措施包括如下几点：

1. 注意生活细节：禁止饮用冷水、凉食，避免直接接触冰冷的物品，如直接用手在冰箱中取食物；避免接触床、输液架等金属器物，在用药期间戴手套、穿袜子；用温水刷牙、漱口、洗脸。

2. 告诉医生和临床药师何时开始出现手足麻木，以及手足麻木的程度。

3. 药物预防：抗抑郁药度洛西汀在预防奥沙利铂致外周神经毒性方面有一定疗效。

十二、如何防治过敏反应？

总的来说，抗癌药物致过敏反应发生率不高。但部分抗癌药物如紫杉醇类、奥沙利铂等化疗药以及曲妥珠单抗、利妥昔单抗等靶向药容易导致过敏反应。过敏反应除可表现为皮疹、瘙痒外，还可表现为寒战、发热、胸闷、颜面潮红、皮疹、皮肤瘙痒、打喷嚏等过敏症状，严重时会出现血压明显降低甚至死亡，因此在用药过程中需要警惕过敏反应的发生。

过敏反应防治措施包括如下几点：

1. 告诉医生和临床药师以前是否对虾、蛋等食物过敏、是否对青霉素、头孢等药物过敏。

2. 紫杉醇、多西他赛、培美曲塞等药物在使用前，应严格遵照医嘱使用地塞米松等抗过敏药物。

3. 抗癌药物输液过程中，强调必须有一名家属留陪，以尽量降低因出现过敏反应导致的风险。

4. 用药过程中一旦出现寒战、发热等过敏症状时，立即与医生、护士和临床药师联系。

5. 医生和临床药师根据过敏反应情况及时处理，并决定是否需要换用其他抗癌药。

十三、如何防治皮疹？

部分抗癌药物会导致皮疹，如化疗药紫杉醇、多西他赛、培美曲塞、博来霉素等，靶向药物吉非替尼、厄洛替尼、西妥昔单抗等。

皮疹防治措施包括如下几点：

1. 紫杉醇、多西他赛、培美曲塞等药物在使用前，严格遵照医嘱服用地塞米松进行预处理。

2. 日常生活中尽量减少身体被阳光直接照射。

3. 抗癌药物使用过程中，如果出现皮疹等皮肤反应，与医生和临床药师确认是否与抗癌药物有关。

4. 在医生和临床药师的指导下采取对症支持治疗：如有瘙痒可外用激素类软膏、口服抗过敏药物；如有感染可外用或口服抗菌药物。

十四、如何防治肝损伤？

几乎每种抗癌药物均可能导致肝损伤。一般程度较轻，较少出现严重的肝损伤。

肝损伤防治措施包括如下几点：

1. 治疗前告诉医生和临床药师是否有肝脏疾病病史，如病毒性肝炎（乙肝、丙肝）、肝硬化，是否正在服用其他药品、中草药汤剂和保健品。

2. 治疗期间尽量不要在外自行购买药品或保健品服用。

3. 治疗后出现肝功能检查指标（谷丙转氨酶、谷草转氨酶、碱性磷酸酶、总胆红素、直接胆红素）结果异常，不要紧张，应配合医生做好保肝治疗。

4. 护肝药简介

（1）护肝药类型较多，如还原型谷胱甘肽、硫普罗宁、腺苷蛋氨酸、多烯磷脂酰胆碱、甘草酸制剂、联苯双酯等。部分品种既有静脉制剂，也有口服制剂。

（2）必须在医生的指导下使用护肝药，不可擅自服用护肝药。

5. 根据肝功能的具体情况，医生和临床药师会酌情判断是否继续使用抗癌药物或者调整药物剂量。

十五、如何防治肾损伤？

部分抗癌药物可能导致肾损伤。

肾损伤防治措施主要包括如下几点：

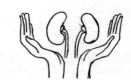

1. 治疗前告诉医生和临床药师是否合并有肾脏疾病，是否正在服用其他药品、中草药汤剂和保健品。

2. 治疗期间尽量不要在外自行购买药物或保健品服用。

3. 根据抗癌药物的特点，医生会采取预防肾脏毒性的相应措施，如使用大剂量异环磷酰胺时使用美司钠以预防肾损伤。

4. 多喝水是防治化疗致肾损伤的最简单、最实用也最有效的方法，尤其是对于平时不喜欢喝水的患者。在没有输液的情况下，建议每天喝水 2000 毫升以上。

5. 治疗后出现肾功能检查结果（尿素氮、肌酐、胱抑素等）异常，不要特别紧张，配合医生做好保肾治疗。可使用 α 酮酸片、金水宝等。

6. 根据肾功能的具体情况，医生和临床药师会酌情判断是否继续使用抗癌药物或者调整药物剂量。

十六、如何防治心脏损伤？

部分抗癌药物容易导致心脏损伤，如蒽环类药物、氟尿嘧啶类药物、曲妥珠单抗等靶向药。

心脏损伤防治措施包括如下

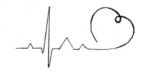

几点：

1. 治疗前告诉医生和临床药师是否有高血压、冠心病、心律失常等心脏疾病。

2. 告诉医生和临床药师所有正在服用的药物，如华法林、胺碘酮、地高辛等，因为这些药物可能与抗癌药物产生潜在的不良相互作用。

3. 遵照医嘱定期做心电图、心脏彩超等检查。

4. 根据抗癌药物的特点，医生会采取相应的措施预防心脏损伤，比如使用多柔比星、表柔比星前使用右雷佐生（右丙亚胺）。虽然在使用这些药物时会常规给予保护心肌的药物预防心脏损伤，但用药后也需重视潜在的心脏损伤风险。

5. 由于抗癌药物导致的心脏损伤具有突发性、偶然性和随机性等特点，患者若在治疗过程中出现心慌、胸闷等不适症状时，一定要立即联系医护人员，争取尽快给予相应的检查和治疗。

6. 根据心脏功能的具体情况，医生和临床药师会酌情判断是否继续使用抗癌药物或者调整药物剂量。

十七、如何防治血压升高？

部分抗癌药容易导致血压升高，如贝伐珠单抗、阿帕替尼等药物。既可表现为使原来有高血压的患者血压进一步升高，也可使原来血压正常的患者血压升高甚至出现高血压病。

高血压防治措施包括如下几点：

1. 每次接受抗癌药物治疗前，均常规监测血压。

2. 对于原有高血压病的患者，治疗前根据患者的血压情况应用降压药物，使血压控制在 140/90 毫米汞柱以下。但是对于血压正常的患者，不建议预防性使用降血压药物。

3. 使用容易导致血压升高的药物如贝伐珠单抗、阿帕替尼等时，血压监测应当从用药前就开始，贯穿于整个治疗过程，尤其是治疗初期的 2 周内，建议每日监测血压。

4. 治疗过程中，保持血压稳定，尽量使血压控制在 140/90 毫米汞柱以内。当血压 >140/90 毫米汞柱或出现与血压升高相关的症状，如头痛、头晕、视觉障碍等，立即联系医生和临床药师。

十八、如何防治肺损伤？

部分抗癌药物会导致肺损伤，如博来霉素、环磷酰胺、甲氨蝶呤、吉西他滨等化疗药及吉非替尼、厄洛替尼等靶向药物。

肺损伤防治措施包括如下几点：

1. 吸烟患者请务必戒烟，不吸烟者应尽量远离二手烟的环境。

2. 治疗前告诉医生和临床药师是否有慢性阻塞性肺疾病、哮喘等肺部疾病，近期是否行肺或纵隔放疗。

3. 治疗期间遵照医嘱做胸片、肺功能、胸部 CT 等检查。

4. 治疗过程中若出现呼吸困难、咳嗽等症状，请立即联系医护人员。

5. 若出现肺损伤，常采用激素、吸氧及其他治疗手段。

6. 根据肺功能的具体情况，医生和临床药师会酌情判断是否继续使用抗癌药物或者调整药物剂量。

十九、如何防治手足综合征？

部分抗癌药可导致手足综合征，如氟尿嘧啶类药物、阿帕替尼等。

手足综合征的防治措施包括如下几点：

1. 注意生活细节

（1）日常生活中尽量避免手部和足部的摩擦及接触高温物品，如不要穿紧而不合脚的鞋，避免剧烈的运动和体力劳动，减少手足接触热水的次数。

（2）使用能减震的鞋垫，在家穿拖鞋，睡觉时可将腿部抬高。

（3）避免在阳光下暴晒，无法避免暴晒时，出门时使用遮阳伞，冬天也不要直接暴露于太阳光下。

（4）用温水浸泡手和脚后涂上护肤霜，如：尿素乳膏等。尿素乳膏除用于手足皲裂、湿疹、皮肤干燥等皮肤病外，也是手足综合征的有效治疗药物。尿素乳膏可长期使用。出现脱皮时不要用手撕，可用清洁的剪刀剪去掀起的部分。

2. 如果出现皮肤破裂、水疱，应在医生和临床药师的指导下使用消毒剂、抗菌药物等。

二十、如何防治注射部位反应？

注射部位反应是部分抗癌药物如蒽环类、长春碱类、紫杉醇类等常见的毒副反应。上述药物若在用药期间出现药液外漏，可导致严重的局部组织坏死、蜂窝织炎等。

注射部位反应防治措施包括如下几点：

1. 采用中心静脉输注方式用药：医生和护士通常会建议在用药前做外周静脉植入的中心静脉导管（PICC）/输液港（PORT）/颈静脉置管，以便于抗癌药物的顺利使用。

2. 采用留置针方式用药：适合于部分导致注射部位反应程度较轻的化疗药。

3. 在护士指导下做好导管护理措施，防止出现感染、血栓和脱落等相关并发症。

4. 一旦出现注射部位反应，立即联系医生、护士和临床药师及时处理。

二十一、如何防治脱发？

脱发是部分化疗药的毒副反应，多见于紫杉醇类、铂类、蒽环类抗癌药。

脱发并不是很多人想像的那样无法避免，因为仅有部分化疗药容易导致脱发，如紫杉醇类、蒽环类，而部分化疗药较少导致脱发。在用药前告诉医生和临床药师自己是否非常在意脱发，是否可以选择不易导致脱发的治疗方案。

如果必须使用容易导致脱发的治疗方案时，患者可以采取的应对措施包括如下：

1. 在治疗前将头发剪短或者剃光。

2. 可佩戴假发，为自己量身定做喜好的款式。

3. 咨询医生和临床药师是否可以采用戴压力头套或戴冰帽的方法预防脱发。

4. 洗发动作轻柔，水温合适，用刺激性小的婴幼儿洗发水，洗后用柔软的毛巾轻轻吸干，尽量避免使用热风吹头发等。

5. 不要轻信任何防治抗癌药导致脱发的广告宣传。在治疗结束后，重新长出的头发更值得期待。

6. 化疗结束后，可尝试使用一些使头发长得更快的方法，如使用蓖麻油按摩头皮、补充复合维生素等。

二十二、结语

临床药师，作为医生为患者用药的"参谋"，为患者保驾护航，不仅在抗癌药物治疗前指导患者如何预防药物毒副反应，还会协助医生处理患者用药后的毒副反应。

患者一方面需要了解可能出现的毒副反应，有针对性地

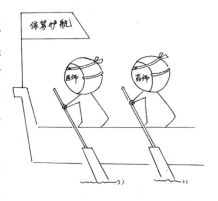

做好预防措施；另一方面患者出现毒副反应后不必惊慌，而应及时准确地告诉医生和临床药师毒副反应情况，以便采取及时且行之有效的处理措施，共同积极应对毒副反应。

第六章
癌痛及其药物治疗

很多癌症患者会伴随着疼痛的症状。随着癌痛的治疗越来越被重视，全国很多医院均在创建"无痛医院"。使癌痛患者无痛，是癌痛治疗的理想目标。

临床药师在癌痛药物规范化治疗的过程中，也发挥了重要作用。

一、什么是疼痛？

疼痛，是一种令人不快的感觉和情绪上的感受，伴随有现存的或潜在的组织损伤。疼痛，一定程度上影响了正常的生活。人们都不喜欢疼痛，但是疼痛却是身体不可或缺的自我保护信号。很难想像不知道疼痛的人，怎样才能知道保护自己。

疼痛有很多种。根据疼痛程度，可分为轻度疼痛、中度疼痛和重度疼痛。根据疼痛持续时间，可分为阵发痛、持续痛等。根据疼痛出现的快慢，可分为急性痛和慢性痛等。根据疼痛的不同感受，可分为钝痛、绞痛、针刺样痛、刀割样痛、电击样痛等。

疼痛是一种症状，止痛治疗只是对症处理。那强忍着疼痛，不接受止痛治疗，是否可以呢？这其实是完全没有必要的。

医生对于疼痛的治疗和药物选择是有科学依据的。疼痛的程度、持续的时间和种类等都是医生寻找疼痛原因的重要线索，一旦找到病因，会针对病因进行治疗。在去除病因后，若疼痛明显缓解，自然不需要使用止痛药；若疼痛不能缓解，可以使用止痛药对症治疗。实在无法明确病因时，医生会根据具体情况决定是否使用止痛药物对症治疗。

二、什么是癌痛？

癌痛，是指癌症、癌症相关性病变及抗癌治疗所致的疼痛，简而言之，癌痛是由癌症导致的疼痛。

癌痛病因的治疗，包括抗癌治疗、癌症相关性病变治疗等。抗癌治疗，杀灭癌细胞需要一个过程，肿瘤不会马上缩小而缓解疼痛，不能起到立竿见影的止痛作用。癌症相关性病变治疗往往也需要一个过程。因此，在癌痛病因治疗的过程中，通常需要采取止痛药物对症治疗。

抗癌治疗所致的疼痛，通常在停止治疗后可缓解。如抗癌化疗药紫杉醇在用药后可能会伴随肌肉/关节痛，随后很快自行缓解。放疗导致的皮肤、黏膜疼痛，停止放疗后也可逐渐缓解。

三、如何准确地描述癌痛？

患者在就医时准确地描述癌痛，将有助于医生和临床药师采取最有效的癌痛治疗方法，其要点如下：

1. 告诉疼痛发生的具体部位：疼痛位置是否是固定在身体的某一处或几处，或者位置不确定。

2. 告诉疼痛的性质：如钝痛、酸痛、绞痛、刺痛、灼痛、胀痛、麻痛、刀割样痛、电击样痛等。

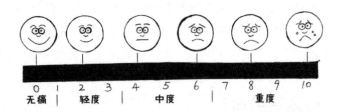

无痛 | 轻度 | 中度 | 重度

3.告诉疼痛的程度：可以简单用语言自行判断疼痛是轻度、中度、还是重度。影响睡眠的疼痛，通常为中度或重度疼痛，需要使用止痛药进行处理。也可以采取标准的疼痛程度评分方法，详见上图。

4.告诉疼痛持续情况：疼痛持续多长时间，在这个过程中是否有疼痛减轻的时候。

5.告诉疼痛缓解或加重的可能因素：如行走、弯腰、咳嗽、翻身、举物和运动；再如季节、天气、月经周期等；又如心情好坏、饮食状况等。

6.告诉疼痛的伴随症状：是否伴随头晕、心慌、四肢麻木、恶心、呕吐、视物模糊、耳鸣、眩晕、心慌、畏寒、发热以及大小便改变等。

四、如何巧用药物远离癌痛？

1.按阶梯用药：是根据疼痛的程度，选用止痛强度合适的止痛药。轻度疼痛时，使用较温和的止痛药，如对乙酰氨基酚、布洛芬等；中度疼痛时，可用中效止痛药，如曲马多及其复方制剂或者小剂量的强效止痛药等；重度疼痛时，使用强效止痛药，如吗啡、羟考酮、芬太尼等。

2. 首选口服给药：医生在为癌痛患者选用止痛药时，通常首选口服止痛药。患者能口服药物时就不使用注射剂，即常说的"能吃药就不打针"。只有在吃药无法有效控制疼痛、出现明显恶心呕吐或者出现突然疼痛加重等情况时，才使用针剂。也可使用直肠栓剂或外用贴剂，如吲哚美辛栓、双氯芬酸钠栓、芬太尼贴剂等。

3. 按时用药：癌痛通常是持续存在的，按时用药能使止痛药持续发挥止痛作用，从而较好地控制疼痛。切忌痛的时候用药，不痛的时候自行停药。如果不按时用药，除了疼痛得不到很好的控制外，还可能发展为难治性疼痛。

4. 阿片类止痛药用药剂量调整：如果疼痛控制不住了，增加阿片类药物用药剂量是最常采取的方法，但要注意在医生和临床药师的指导下进行，不要擅自随意增加用药剂量，也不要擅自增加给药次数。

5. 联合使用镇静催眠药：部分患者本来睡眠欠佳，还因为疼痛控制不好而影响睡眠，此时可联合使用艾司唑仑、百乐眠等镇静催眠药。

6. 切勿擅自停药：患者如果觉得经过一段时间治疗后，疼痛控制得非常好，可在医生和临床药师的指导下渐渐减量、停药，但不可擅自减量或停药。

7. 积极防治止痛药毒副反应：使用止痛药可能出现恶心、呕吐、便秘、嗜睡等毒副反应，应在医生和临床药师的指导下采取相应的预防和治疗措施。

五、常用癌痛药物有哪些？

1. 非甾体类镇痛药：如对乙酰氨基酚、布洛芬、吲哚美辛、双氯芬酸钠等，止痛作用较温和，适合于轻度疼痛。

2. 弱阿片类药物：如曲马多、可待因等，止痛作用相对较强。

3. 强阿片类药物：此类药均属于特殊管理的"麻醉药品"，如吗啡、羟考酮、芬太尼等，止痛作用最强。

4. 含有多个止痛药成分的复方制剂：如氨酚曲马多（成分：对乙酰氨基酚，曲马多）、氨酚羟考酮（成分：对乙酰氨基酚，羟考酮）、洛芬待因（成分：布洛芬，可待因）等。

5. 其他辅助镇痛药物：如普瑞巴林、卡马西平、加巴喷丁、阿米替林、度洛西汀等。

6. 抗骨破坏药：如唑来膦酸、帕米膦酸等。

六、如何使用口服药止痛？

口服药由于使用方便，患者易于接受。一些止痛药只能口服，如布洛芬、普瑞巴林、加巴喷丁等。也有一些止痛药既有注射用的针剂，也有口服用的片剂，如吗啡（吗啡注射液，吗啡片，吗啡缓释片）、羟考酮（羟考酮注射液，羟考酮缓释片）、曲马多（曲马多注射液，曲马多缓释片）等。使用口服药止痛应注意以下几点：

1. 确认每日用药次数、每次用药剂量，不可擅自增加或者减少用药次数及用药剂量。

2. 尽量固定时间服用止痛药。每12小时1次的止痛药，可早上8点和晚上8点用药，每8小时1次的止痛药，可早上6点，下午2点和晚上10点用药，也可根据自己的作息时间做适当调整。

3. 确认药品是否为缓释制剂。缓释制剂不能掰开、咀嚼或者研磨后服用，或者化成水口服。如布洛芬缓释胶囊、吗啡缓释片、羟考酮缓释片。

七、如何使用芬太尼透皮贴剂？

芬太尼是强阿片类药物，既有注射用的针剂，也有外用的贴剂。使用芬太尼透皮贴剂应注意以下几点：

1. 选择合适的用药部位：止痛贴剂虽然贴在局部，但是能发挥全身止痛作用，不是哪里疼痛贴哪里。选择平坦、体毛较少、不易出汗、少摩擦及不受阳光照射的皮肤，如上臂、前胸等部位。易流汗的患者，可贴于较少流汗的部位如双手手臂处。若无法避免有体毛的部位，可用剪刀去除体毛，不要使用剃刀，避免造成皮肤受损。每次用药尽量选择不同部位的皮肤。

2. 使用方法：使用前用清水清洁皮肤，但不要使用肥皂、沐浴露等清洁皮肤。等皮肤完全干燥后，即时打开贴剂外包装取出贴片贴在皮肤上，并用手掌用力按压30秒，确保贴剂与皮肤完全接触，不能有气泡，像手机贴膜一样。

3. 芬太尼透皮贴剂可以持续贴敷72小时，到时间后即不再有效，应按时撕下，否则会对皮肤有不良影响。在更换贴剂时，应在另一部位使用新的帖片。几天后才可在相同的部位上重复使用。

4. 不可擅自减药或停药：如果用药过程疼痛明显缓解，须在医生和临床药师的指导下决定是否减药或停药。

5. 其他注意事项：患者在用药期间不可将贴剂切割或对折；洗澡时不要浸泡用药部位，也可在更换贴片时洗澡；忘了按时更换时，立即换贴即可；避免将贴片或者贴药部位直接与热源接触，如：加热垫、电热毯、热水瓶、热水袋，长时间的热水浴、蒸汽浴等。

八、如何使用栓剂止痛？

一些止痛药除有口服用的片剂，还有栓剂，如吲哚美辛、双氯芬酸钠。虽然吲哚美辛栓、双氯芬酸钠栓是塞在肛门里，却可以发挥全身止痛的作用。使用吲哚美辛栓等栓剂止痛应注意以下几点：

1. 用药前确定是否想大便，尽量在用药前大便。

2. 去除栓剂外包装，建议在栓剂表面薄薄地涂上一层润滑剂，如食用油或饮用水，以便于顺利将药栓塞入肛门。

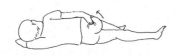

3. 患者取侧卧位，下面的腿伸直，上面的腿膝盖弯曲。栓剂的圆锥头朝向肛门，用戴有指套的手指将栓剂推到直肠里面（深度约为 2.5 厘米），以舒适为宜，确认栓剂不会滑出肛门。继续保持上述侧卧姿势约 15 分钟。

4. 用药时可能出现排便感，尽量 2 小时后再大便。

5. 一些患者塞药后较短时间内即大便，并且药物也随大便一起排出。此时若疼痛已经得到控制，不要再补塞药，否则，应在医生和临床药师的指导下决定是否需要补塞药。

6. 正确保存药品：一般情况下，将药物存放在儿童拿不到的地方。夏天时，栓剂可能会变得太软而不方便使用，可把栓剂放在冰箱冷藏，但应与食物分开存放。避免阳光暴晒或较高温（如在阳光暴晒下的私家车内）。

九、如何及时处理爆发痛？

部分癌症患者在按时使用止痛药期间，可能还会在某个时段突然出现剧烈疼痛，这叫"爆发痛"。

若出现爆发痛，不要强忍着疼痛等到下一次服药时间才使用止痛药，而应及时求助于医务人员。在明确是爆发痛后，医务人员会根据患者的疼痛程度作紧急处理。

如果1天内出现爆发痛次数超过3次，说明之前使用的止痛药剂量已经不能有效止痛了，需要联系医生和临床药师调整止痛用药方案。

十、忘记按时使用止痛药怎么办？

不少患者和家属都有特别好的习惯，把用药的时间、效果、用药后的毒副反应都详细记录下来，一方面便于使自己不至于忘记使用止痛药，另一方面便于复诊时医生全面地了解患者止痛效果。

尽管如此，忘记按时使用止痛药的情况仍无法完全避免，此时可采取下述措施：

1. 正确认识按时使用止痛药的重要性。按时用药，不仅可以争取达到完全"无痛"的状态，还可以做到止痛药的使用心中有数。不按

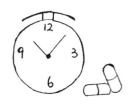

时使用止痛药的患者容易出现疼痛控制不佳，甚至出现爆发痛。

2. 偶尔忘记服药的处理原则：如果已经临近下次的服药时间，无需补服，按照原来的服药计划继续服用下一次的药物。切勿因为

之前忘记服药而增加用药剂量。如果不是太晚，应在记起时立刻补服。患者切不可因为偶尔忘记服药，并没有出现疼痛加重的情况而擅自减量用药甚至停药。

十一、癌痛药物有哪些毒副反应？

1. 恶心、呕吐：通常出现在刚开始使用癌痛药物的几天，一般几天后自行缓解，必要时可联用止吐药缓解恶心、呕吐。

2. 便秘：主要见于使用阿片类止痛药的患者，并且可能持续存在。

3. 嗜睡：可见于使用阿片类止痛药的患者，一般程度较轻。

4. 肝功能异常：可见于长期使用对乙酰氨基酚及其复方制剂的患者。

5. 消化道出血：可见于长期使用吲哚美辛等止痛药。

6. 成瘾性：用于癌痛的治疗时，极罕见患者出现成瘾的情况。

十二、如何理解阿片类药物的"成瘾性"？

众所周知，吗啡等阿片类药物有成瘾性。一些吸毒者，因为对阿片类药物成瘾，通过各种非法渠道获取阿片类药物，这对社会造成了极为恶劣的影响。这也是一些癌症患者在使用此类药物时的顾虑所在。但是，癌症患者使用阿片类药物，出现成瘾性的情况却极为少见，发生率仅约0.03%，相当于1万名癌症患者使用阿片类药物，仅可能有3名患者会出现成瘾。

为什么癌痛患者使用阿片类药物极少出现成瘾性呢？因为疼痛本身是成瘾性的天然拮抗因素，即只要是患者疼痛的因素未消除，阿片类药物非常难导致患者出现成瘾情况。服用阿片类药物一段时间后，患者可能需要增加药物剂量，这不是因为出现了成瘾情况，而是因为疼痛强度加重或者是身体对药物产生了耐受性，这时在医生和临床药师的指导下适当增加药物剂量是完全可以取得较好止痛效果的。

那癌症患者使用阿片类药物，万一成瘾了怎么办？这种情况下，医生通常会全面权衡阿片类药物使用利弊后，给予相应的有效处理措施。

十三、癌痛药物管理有哪些特殊规定？

癌痛药物在我国实施特殊药品管理制度。《麻醉药品和精神药品管理条例》和《医疗机构麻醉药品、第一类精神药品管理规定》等法规，旨在加强对麻醉药品和精神药品的管理，保证麻醉药品和精神药品的合法、安全、合理使用，防止流入非法渠道。

具体到癌痛药物，主要涉及到麻醉药品。患者需要了解如下注意事项：

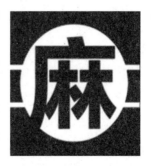

1. 患者使用此类药品，必须经取得执业医师资格的医生开具合法的处方，仅限在医院购买。任何社会药店或者其他渠道售卖此类药品的行为均是违法的，必然会受到法律的严惩。

2. 医生每次会根据患者病情和法规制度为患者开具麻醉药品处方。患者切不可为了自己方便而要求医生违反规定超量开具麻醉药品处方。

3. 任何直接或间接向吸毒者提供麻醉药品的行为，都将触犯法律，后果非常严重。对阿片类癌痛药物进行严格管理，可以保护患者及其家属免受吸毒者的祸害。

4. 使用过的麻醉药品空安瓿和废贴，不要随便丢弃，应根据医院要求予以回收。

5. 根据相关法规要求，患者不再使用麻醉药品时，患者应当"无偿"将剩余的麻醉药品交回医院，由医院按照规定销毁处理。避免将剩余的麻醉药品流入非法渠道，否则需要承担法律责任。

十四、结语

癌痛药物，虽然只能控制癌症患者的疼痛，但在癌症治疗过程中发挥了非常重要的作用。癌症患者无痛，不仅减少了患者自己的痛苦，也减少了家属的痛苦。

临床药师与医生密切配合，将癌痛药物科学巧妙地应用于癌痛患者，与抗癌治疗相辅相成，共同致力于提高患者的生活质量。随着患者对癌痛用药接受程度的提高，癌症患者"无痛"完全是可能的。

第七章
其他癌症并发症及其药物治疗

　　癌症的并发症除了常见的癌痛外，还有其他并发症。这些并发症对癌症患者也有很大的影响。

　　针对这些并发症的治疗，虽然不会直接杀灭癌细胞，但是在癌症的治疗过程中发挥着重要的作用。采取积极有效的治疗措施，不仅可以明显提高癌症患者的生活质量，还可以延长其寿命。

一、癌症骨转移

（一）癌症骨转移是什么？

　　癌症骨转移，顾名思义，是骨以外的癌细胞转移至骨骼，并引起骨骼损害，常伴随骨骼疼痛症状，并容易出现骨折。骨转移常见于乳腺癌、肺癌、结直肠癌、胃癌等多种癌症晚期。

（二）癌症骨转移有哪些治疗原则？

　　1.治疗目的是缓解疼痛症状、预防骨折、提高生活质量等。

　　2.治疗手段包括手术、放疗和药物治疗。

（三）癌症骨转移的药物治疗有哪些？

1. 抗骨破坏治疗

此类药物包括唑来膦酸、英卡膦酸、帕米膦酸、氯膦酸等。下面对临床常用的唑来膦酸注射液作具体的介绍。

（1）唑来膦酸注射液除了可用于骨质疏松外，也可用于治疗癌症骨转移和多发性骨髓瘤患者的骨骼损害及其所导致的疼痛。不过，唑来膦酸用于骨质疏松时的常用剂量是 5 毫克，每年用药一次，用于抗骨破坏时的常用剂量是 4 毫克。通常每 3~4 周用药一次。

（2）在使用唑来膦酸等药物前，与医生确认是否近期计划做拔牙等口腔治疗，近期是否有尿量明显减少的情况。

（3）用药后常见流感样症状，表现为骨痛、发热、疲劳、寒战、关节痛和肌肉痛等。一般程度较轻，无须特殊处理；反应较重时，可予以止痛、退热处理。

2. 止痛治疗

根据疼痛的性质、疼痛程度，选择合适的止痛药物，达到无痛。止痛治疗另见第 6 章。

二、恶性肠梗阻

（一）恶性肠梗阻是什么？

肠梗阻，指肠内容物通过障碍。癌症患者并发的肠梗阻，也称为恶性肠梗阻，指由于癌症造成的肠道梗阻，常伴随呕吐、腹痛、腹胀、无法进食等症状。

（二）恶性肠梗阻有哪些治疗原则？

1. 治疗目的是缓解症状、提高生活质量等。

2. 治疗手段包括手术、药物治疗和其他治疗。

（三）恶性肠梗阻的药物治疗有哪些？

1. 止痛治疗

可选用吗啡、芬太尼等强效止痛药，或者选用山莨菪碱、东莨菪碱等药。

2. 止吐治疗

常选用甲氧氯普胺（胃复安）、氟哌啶醇等。

3. 抑制胃肠道腺体分泌治疗

（1）常选用奥曲肽、生长抑素等。

（2）奥曲肽、生长抑素常通过微量泵持续静脉用药。

4. 其他治疗

（1）补液、肠外营养等。

（2）必须严格遵守医生禁止或限制经口进食和喝水的医嘱。

三、癌症相关性静脉血栓

（一）癌症相关性静脉血栓是什么？

血栓包括动脉血栓和静脉血栓。静脉血栓包括深静脉血栓和肺血栓栓塞症。癌症患者并发的血栓，也称为癌症相关性静脉血栓。深静脉血栓常伴随肢体疼痛，面部、颈部等部位肿胀等症状。肺血栓栓塞症常伴随突发气促、胸痛、心动过速等症状。

（二）癌症相关性静脉血栓有哪些治疗原则？

1. 治疗目的是缓解症状、提高生活质量等。
2. 治疗手段包括手术、药物治疗和其他治疗。

（三）血栓的预防和治疗药物有哪些？

抗凝药物

（1）选用低分子肝素、普通肝素或磺达肝癸钠、华法林等。

（2）对于有明显血栓风险的癌症患者，医生可能会在患者尚未出现血栓时，预防性使用抗凝药物。

（3）使用抗凝药防治癌症相关性静脉血栓，治疗疗程可能较长，应严格遵照医生医嘱用药。

（4）使用抗凝药治疗期间应注意监测是否有出血情况，并应定期复查凝血功能。

四、癌因性疲乏

（一）癌因性疲乏是什么？

癌因性疲乏是一种与癌症或癌症治疗有关的疲乏感或疲惫感，普遍存在于接受放疗、化疗的癌症患者中。癌因性疲乏严重影响到癌症患者的生活质量。

（二）癌因性疲乏有哪些治疗原则？

1. 治疗目的是缓解症状、提高生活质量等。

2. 治疗手段包括非药物治疗和药物治疗。非药物治疗也是癌因性疲乏的重要治疗手段，包括心理疗法、运动疗法、物理治疗、营养治疗、睡眠管理等。

（三）癌因性疲乏的药物治疗有哪些？

1. 激素类药物

（1）主要使用地塞米松。地塞米松是一种激素类药物，临床应用非常广泛，如皮肤病、眼科疾病、呼吸系统疾病和癌症等。地塞米松应用于癌症患者时，除用于防治过敏外，还可起到多种作用，如止吐、缓解疲劳、退热等。

（2）地塞米松会导致血糖升高、血压升高、骨质疏松、股骨头坏死等毒副反应，可掩盖感染导致的发热。地塞米松必须在医生的指导下使用，不可自行长期服用。

（3）用药后可能有呃逆（打嗝）、兴奋、失眠。

2. 改善睡眠类药物

（1）镇静催眠类西药

此类药物包括艾司唑仑、唑吡坦等。

此类药通常为国家管控类药品，每次处方量有限制，长期服用有依赖性，必须在医生和临床药师的指导下适量服用本类药品。

此类药建议由家属代为保管，避免患者自行过量服药。

（2）镇静催眠类中药

如百乐眠胶囊、七叶神安片、枣仁安神胶囊等。

中药镇静催眠作用通常较为温和，适用于轻度失眠。

服药 7~10 天症状无缓解，应去医院就诊。

3. 中枢兴奋剂

哌醋甲酯，该药是最为公认的可明显缓解癌因性疲乏的中枢兴奋药。

4. 中药

如人参或含人参的中成药、正元胶囊等。

5. 改善贫血类药物

五、癌症相关性贫血

（一）癌症相关性贫血是什么？

贫血，指外周血中红细胞数量或血红蛋白浓度降低，使机体不能对周围组织细胞充分供氧的疾病。癌症相关性贫血，指癌症患者在其疾病的发展过程中以及治疗过程中发生的贫血。癌症相关性贫血发生的原因包括癌症本身、机体的营养吸收障碍以及癌症患者接受放疗、化疗等。癌症相关性贫血严重影响到癌症患者的生活质量。常出现持续心动过速、呼吸急促、胸痛、呼吸困难、头痛、晕厥等症状。

（二）癌症相关性贫血有哪些治疗原则？

1. 治疗目的是缓解症状、提高生活质量等。

2. 治疗手段包括非药物治疗和药物治疗。其中非药物治疗主要有加强营养、输血等。

3. 根据贫血的严重程度选择相应的治疗手段。

（三）癌症相关性贫血的药物治疗有哪些？

1. 治疗贫血用药，主要包括铁剂和促红细胞生成素。

2. 铁剂有口服和静脉用药两种。口服铁剂宜在餐后或进餐时服用，以减少胃肠道刺激。常见品种有富马酸亚铁、琥珀酸亚铁、多维铁等。用药后可能出现恶心、呕吐等毒副反应。服用铁剂期间，尽量不要喝茶、含碳酸的饮料如汽水。服药期间大便可能变黑，多属于正常现象，但也需警惕消化道出血可能，可进一步请医生予以确认。若患者不能耐受口服铁剂，可换用其他铁剂或改用注射给药，如蔗糖铁注射液。

3. 促红细胞生成素：皮下注射，用药通常需要同时补充铁剂。患者在家备用促红细胞生成素时，应注意在2℃~8℃贮藏，可放置在冰箱冷藏，避免冷冻、阳光暴晒或较高温（如阳光暴晒下的私家车内）。

六、结语

上述癌症并发症的药物治疗过程中，若有任何疑问，都可以咨询临床药师。

第八章
癌症的药物治疗常见认识误区

癌症患者在治疗过程中，除了害怕癌症本身外，还可能害怕药物治疗没有效果，害怕药物会导致严重的毒副反应。癌症患者对癌症的药物治疗存在很多的认识误区，更是加重了人们对癌症的害怕情绪。

肿瘤专科临床药师经常与广大群众、癌症患者及其家属作深入交流，努力消除他们对癌症的药物治疗认识误区。

一、癌症无法用药物治愈吗？

癌症，常被误认为是"不治之症"，也常被认为只能通过手术切除才能治愈。殊不知，抗癌药物同样可以治愈癌症。

手术切除可以治愈多种早期和中期癌症，但是如肺癌、胃癌、乳腺癌等这些癌症的术后辅助性抗癌药物治疗也发挥了重要作用。药物治疗通过进一步杀灭体内残存的癌细胞，可明显降低癌症复发概率或者延缓复发时间，在手术治疗的基础上进一步提高了癌症的治愈率。

还有部分早期癌症，如：小细胞肺癌、睾丸癌、绒毛膜癌、部分类型的淋巴瘤及白血病等，是不能通过手术切除的，药物治疗是治愈这些癌症的最重要手段。

对于晚期癌症，药物的确很难治愈，药物治疗的目的主要是提高患者的生活质量并延长其寿命。有些药物宣称能彻底治愈晚期癌症，患者及其家属应谨防被欺骗，必要时寻求医生或者临床药师的帮助。

二、抗癌药无益于延长寿命吗？

不管是医学界，还是广大群众，围绕抗癌药是否可延长寿命的争议从未停止过。

抗癌药是否延长寿命，与癌症类型、分期、所选用的治疗方案、患者个体情况等均有非常重要的关系。因此，需要具体情况具体分析。

根治性抗癌治疗是以治愈为目的，但仅限部分对抗癌药非常敏感的癌症，如小细胞肺癌、睾丸癌、绒毛膜癌、部分类型的淋巴瘤，部分类型的白血病等。对于患有这些癌症并具有根治性治疗指征的患者，抗癌药显然是可以延长寿命的。

辅助性抗癌治疗，主要用于早期或中期癌症患者手术治疗前后。对于这部分的患者，手术切除的彻底与否是获得治愈的最关键因素。辅助性抗癌治疗可明显降低癌症复发的概率或延缓复发的时间，延长寿命是顺理成章的事。

对于晚期癌症患者，抗癌药物治疗会不会延长寿命是争论的焦点。这部分患者通常在使用某个治疗方案后两个月评估疗效，如果无效会考虑换用其他治疗方案或终止治疗。有效的治疗方案通常是可延长寿命的。

抗癌药物治疗不会延长寿命的说法主要来自某些反对抗癌药物治疗的专业人士，如编著《一定要用抗癌药吗？》的近藤诚是其中代表。作者在书中批判了抗癌药的有效性，但是其观点不能代表全部的客观情况。其实，随着医学的飞速发展，人们的认识也在逐步改变，近藤诚在其书的序言中也提到"我对乳腺癌治疗中抗癌药的使用改变了之前反对的看法"。医学本来就是不断进步和革新的科学，真理也经常在质疑和争论中产生。这个过程中，存在一些负面的言论，也再正常不过。

医生和药师的职责正是将规范的抗癌药物治疗方案，用于最适合的患者，争取最大限度地延长患者的寿命。

三、抗癌药无益于提高生活质量吗？

抗癌药在一定程度上的确会影响到患者的生活质量，这是很多反对抗癌药物治疗的人士所持意见之一。癌症的药物治疗对于生活质量的影响主要体现在：

1. 抗癌药物可导致多种毒副反应，如疲劳、食欲降低、恶心、呕吐、脱发、手足麻木等。

2. 治疗期间有很多需要注意的事项，如患者普遍重视的"忌口"问题。

3. 很多治疗方案需要每2至3周治疗一次，还需要定期复查，这会导致很多生活上的不便。

4. 治疗过程中会承受一定的心理压力。

其实，在为患者开展抗癌药物治疗时，医生非常重视提高患者的生活质量。主要表现在：

1. 癌症的药物治疗是国内外主流医学专家公认有效的抗癌治疗手段。

2. 抗癌药的毒副反应经过积极的治疗，可以得到较好的控制，可显著降低对患者的不良影响。

3. 抗癌治疗带来的效果可以给予患者战胜癌症的信心。

医生在为癌症患者制定抗癌治疗方案时，会全面评估患者的情况。患者及其家属往往需要在医生和临床药师的指导下结合自己实际情况综合分析，权衡利弊。一味追求抗癌治疗作用而忽视生活质量是不可取的，一味追求生活质量而回避抗癌治疗同样也不可取。

四、抗癌药的毒副反应越大疗效越好吗？

一些患者发现自己用药后没有什么毒副反应，会产生"自己用的药是否有效，别人毒副反应很大会不会疗效更好？"的疑问。这种理解显然是不科学的。

抗癌治疗的过程，本质上是一个平衡疗效与毒副反应间关系的过程。每个人都是有差异的，就像十根手指各有长短。每个人用药后的毒副反应并不一样，可能有些人反应较轻，有些人反应较重，这都是正常现象。多数情况下不能根据药物毒副反应预测抗癌效果，毒副反应的大小与疗效的好坏没有必然关系。

部分患者用药后几乎没有任何毒副反应，或毒副反应非常轻，此时可能是因为自身体质较好等原因，对毒副反应耐受性良好。若是这种情况是非常好的事情。

五、中药抗癌优于西药吗？

一些人非常相信中药抗癌，也有一些人非常抵制中药抗癌，更多人则更愿意相信中西医结合可以更好地抗癌。在肯定西药抗癌作用的同时，大家也要对中药抗癌有正确的认识，中药与西药各有优势，不存在中药抗癌优于西药的问题。

中药对癌症患者的部分合并症有很好的疗效。手术后使用益气补血的中药（手术耗气伤血），化疗期间使用扶正护胃的药物（化疗引起恶心、呕吐等症状），放疗期间使用养阴清益的药物（放疗引起口干、口渴等气阴两虚的症状），平时使用扶正祛邪的中药，这些对癌症的治疗都很有好处。中药这一优势主要体现在改善生活质量等方面，如促进手术、化疗和放疗后的身体恢复，降低其毒副反应，提高身体的免疫力。

部分中药也有直接的抗癌作用，主要体现在从中药中提取的一些有效成分，如从中药红豆杉中提取的有效成分紫杉醇已经广泛应用于多种癌症。

不容忽视的是，中药和西药一样，用于抗癌治疗时同样也有毒副反应。

六、新型抗癌药一定比"老药"好吗?

为什么会有"新型抗癌药比老药好"的说法呢？对于手机，人们争相购买最新的款式，新款往往比老款要好。然而，医疗技术的"新款"却不见得都优于"老款"。

药物的有效性，既需要上市前大量的研究证明，又需要上市后广泛的临床应用验证。所有的新药，尽管上市前有非常严格的体外实验（如用细胞做的实验性研究）、动物实验（如用鼠、狗等动物做的实验性研究）和临床实验（在符合伦理道德的基础上开展的人体研究），但真正被临床广泛认可却需要一个长期的过程。

新型抗癌药的疗效和毒副反应需要更多的临床验证。药物在研发阶段所使用的人群毕竟数量有限，而长远的疗效和更多的毒副反应则需要大量和长期的临床验证才能体现并被观察到。老药的疗效和毒副反应从发生的概率和性质上都有较多的数据积累和总结。新型抗癌药的疗效可能仅适合特定的临床条件，而不是适合患该种疾病的所有人群。其在某一些毒副反应上比老药减轻了，但是由于使用人群数量的限制，可能还有未被发现的毒副反应。

新型抗癌药上市后，随之而来的必然是对其优势的大力宣传，主要集中在抗癌疗效确切和毒副反应小这两个方面，强调可以弥补老药的不足。医药专业人员对于这些宣传一般会有一定的辨别能力，能客观评价其存在的优势和劣势。但对于广大群众，则很难辨别其真正的优势和劣势。

这些新型抗癌药高昂的价格，是众多普通大众无法回避的现实问题。

从医学发展的角度出发，临床药师期望癌症患者愿意尝试新型抗癌药，这会给癌症患者带来新的希望。同时，临床药师也建议癌症患者不要盲目崇拜新型抗癌药。

七、进口抗癌药比国产的更好吗？

现在很多抗癌药既有进口的，也有国产的，常令许多患者及其家属难以选择。如抗癌药奥沙利铂、吉西他滨、培美曲塞等均有进口和国产之分。

究竟选择进口的还是国产的，不能一概而论。比如进口的手机和国产的手机，如果配置相似时，进口的比国产的贵，很多人会选择国产的。而在经济条件允许的情况下，也有人会选择进口的。

进口药价格昂贵的原因主要有：如开发研制费用较高，进口药品要征收关税等。

人们常常认为进口或者较贵的药品效果会更好。在过去，国内科技水平较低，药物生产工艺落后，某些药品的质量的确不如进口药。这是当初人们倾向于进口药非常重要的原因。现在，国内药品生产企业不断引进新技术，生产工艺已经与国际接轨，药品质量有明显的提高，很多国产药品与进口的质量已经无明显差别。

对于普通老百姓，往往纠结于"是否选用进口抗癌药"这个问题。从临床经验看，国产抗癌药与同类进口药相比，在疗效、耐受性及副作用等诸多方面无明显差别。癌症治疗往往需要一个长期的过程，花费也较高，这样需要从长远考虑，根据自己的经济能力综合衡量并做出选择。很多患者和家属在治疗之初经济较宽裕，较多使用价格较高的进口药，但往后因为经济原因而中断治疗，这种做法非常不可取。

综上所述，在药品的选择上，患者及其家属没有太大必要为"是否选用进口抗癌药"这个问题而纠结。

八、切忌轻信抗癌药广告宣传！

如今，打开电视、翻开报纸、点击网络，很容易看到各种抗癌药物广告。病房中，也常有不明人士发放报纸宣传所谓的"抗癌药"。这些广告宣传，多数都是虚假广告。

这些名目繁多的虚假医药广告，主要有以下特征：

1. 有夸大治疗效果的字眼。如"根治某某癌"或保证"一个疗程无效，一律免费治疗"等，特别是中间出现"首个""最"等字眼的广告。

2. 有宣扬所谓的新技术或"祖传秘方"的字眼。如"高科技""新疗法""纳米治疗术""基因疗法"等的字眼。

3. 出现号称发明专利、各项大奖等字眼。如"国家××专利奖""诺贝尔医学奖最新成果""××协会颁发的优质奖"等。

4. 以专家、患者现身说法。这些"专家""患者"们，有些是"专职演员"，有些则是被盗用名誉，自己完全被蒙在鼓里，毫不知情。

5. 宣称能治病的保健品广告：请大家一定要注意，保健品广告是不能含有宣称"能治病"内容的，所以一旦有此类广告，一定存在虚假成分，更不要明知是虚假宣传还盲目相信，甚至是"帮助"商家作产品宣传。

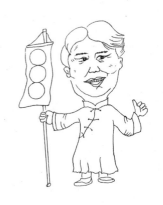

虚假广告通常利用了癌症患者"病急乱投医"的心理，所宣传的"价廉、便捷、迅速、有效"对患者有着极大的吸引力。很多患者在就医遇到困难时，就会去寻找其他看起来更便捷的途径，于是虚假医药广告乘虚而入。还有的患者及家属不相信有些疾病是无法完全治愈的，这也给了虚假医药广告生存的空间。

这些虚假医药广告不仅损害患者的利益，也严重扰乱了广告市场秩序，甚至影响了中医药和医护人员的正面形象。游医、偏方、小广告，这些常常含有"包治""不用手术、放化疗""即刻缓解痛苦""祖传秘方"等诱人宣传，给患者造成巨大经济损失的同时，还可能使患者贻误最佳的治疗时机。

建议癌症患者及其家属到正规医院就诊，切莫病急乱投医。

九、结语

　　患者及其家属对抗癌药物治疗存在认识误区，既是普遍现象，也是正常现象。现在信息发达，各种来源不明的信息通过媒体传播得非常快，还有一些人打着"神医"的旗号招摇撞骗，不懂医的广大群众很容易被其中的信息误导。

　　临床药师利用其药学方面的优势，进一步帮助患者及其家属抵制癌症的药物认识误区。在这里，临床药师建议癌症患者及其家属，一方面可通过一些正规渠道获取权威的抗癌药物治疗信息，另一方面，需要学会辨别并抵制一些认识误区，不要被怀有不良目的的人所欺骗，贻误了最佳的治疗时机。

第九章
饮食与营养治疗

患者及其家属往往很关注饮食和营养治疗的问题，也常对此感到非常困惑。

下面，临床药师从癌症患者为什么容易发生营养不良、癌症患者如何忌口等方面具体介绍癌症患者的饮食和营养治疗基本常识。

一、为什么癌症患者易发生营养不良？

癌症患者易发生营养不良主要有三种原因：一是疾病本身影响患者对食物的摄入和吸收，二是疾病影响人体的新陈代谢，三是疾病的治疗过程影响患者的营养状况。

癌症主要从两个方面影响患者对食物的摄入和吸收。一是癌症直接阻碍患者对食物的正常摄入，如食管癌、胃癌患者常出现进食梗阻感或肠梗阻，进而无法进食；二是癌症间接影响患者对食物的吸收，如胰腺癌患者常出现消化酶分泌减少，进而对食物的吸收功能明显减退。

癌症影响人体新陈代谢，指癌细胞产生一些加速代谢的物质，使人体处于异常代谢状态，从而导致体重快速下降。患者即便营养摄入和吸收良好，由于这种异常代谢的存在，仍可能会出现营养不良。

癌症的治疗过程也会影响患者的营养状况。乏力、食欲降低、恶心、呕吐等是癌症治疗后常出现的毒副反应，这些毒副反应影响到患者的正常进食和消化功能，并可能伴随出现情绪波动、焦虑、恐惧等心理。

二、加强营养会促进癌细胞生长吗?

加强营养是不是会使身体营养环境更好，进而使癌细胞长得更快呢?

其实，加强营养不但不会促进癌细胞的生长，还会对癌细胞的抑制有一定的作用。

癌细胞具有强大的营养争夺能力，必然会从患者身体争夺营养。癌症患者即使不加强营养，癌细胞仍可正常生长。一旦出现营养不良，首先不是饿死癌细胞的问题，而是出现身体多个方面的其他问题，如免疫力下降、贫血等。

癌症患者加强营养不仅能改善营养不良状况，还可以提高抗癌能力。如化疗期间常伴有食欲下降、恶心呕吐等胃肠道反应，对于平时营养状况比较好的患者，相对容易克服短期内难以正常饮食的问题。

三、癌症患者饮食原则有哪些?

1. 癌症患者应对饮食原则有正确的认识：要注意加强营养，不要过于忌口。

2. 对症调整饮食：根据抗癌治疗的毒副反应情况选择相应的饮食：如食欲下降时可少食多餐，出现恶心呕吐时注意饮食清淡，避免辛辣刺激性食物等。

3. 在身体无特殊不适时，注意加强营养，养成健康的饮食习惯：多吃些营养价值较高的食物，如蔬菜、水果、牛奶等；多饮水，不要等感觉口渴了才喝水；学习一些营养方面的知识，学着做一些自己喜爱吃的饭菜。

4. 联系营养医师或中医，寻求专业的营养指导，如特制的营养餐、药膳。

四、抗癌治疗后如何调整饮食？

抗癌治疗后多数患者均会出现不同程度的食欲下降，还可能出现恶心、呕吐、腹泻，饮食建议如下：

1. 饮食习惯调整：少食多餐，进食清淡、易消化、少渣的软食，如稀饭等。

2. 饮食结构调整：食欲下降的患者，可多吃酸甜、促消化的食物，如山楂等。经常变换烹调方式与食物形态，注意饮食的色、香、味的搭配。对于腹泻患者，应减少奶制品的摄入或进食含活菌的酸奶。

3. 吃可口的食物增强食欲：可以喝一些口味较好的矿泉水、加柠檬片的白开水、鲜榨的果汁、茶水等。尝试用各种温和的调味料，把饭菜做得口味好些。对于喜欢吃辣等开胃食物的患者，也可以吃些辣味的食物，如农家小炒肉、辣子鸡、酸菜鱼等。对于少数特别喜欢吃腌制烧烤食物的患者，也不要过于限制，偶尔满足其饮食需求也是可以的。

4. 药膳开胃健脾：食欲下降的患者，可进食开胃健脾的药膳，如健脾养胃粥。恶心、呕吐的患者，可嚼糖水浸泡过的生姜，饮用一些姜汤或薄荷。

五、家属应如何配合患者的营养膳食？

家属可从如下方面着手：

1. 家属应理解和关心癌症患者，不要怕麻烦，而应为他们营造一个轻松和谐的心理环境和膳食环境。不要过于强调这个"忌口"那个"不能吃"，也不要过于强调这个需要多吃，那个需要少吃。要用无微不至的关怀，帮助他们养成最适合疾病治疗的饮食习惯。

2. 在以患者的意愿为主导的前提下，家属帮助患者纠正偏食的习惯。鼓励食欲减退的患者适量多进食。

3. 每天尽可能将家庭菜谱安排得适合于癌症患者的饮食原则和习惯。

4. 家属不要勉强患者吃一些道听途说"有营养价值"的食物。

六、癌症患者怎样忌口？

"癌症患者需要忌口"，这已是被很多人认可的说法。可是到底怎样"忌口"呢？

中医素来就有"忌口"的说法。中医所谓的"忌口"，一方面强调鸡、鱼、虾等"发物"不能吃，另一方面强调根据证候，选择相应的食物。表1列举了常见的中医症候忌口食物。具体属于哪种证候，患者不能简单地对号入座，必须在医生和临床药师的指导下使用。

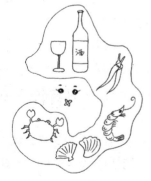

中医症候忌口食物简表

症　　候	忌口食物
偏热症: 如发热喜凉、口渴饮冷、面红耳赤、烦躁不安、小便短赤、大便燥结、舌红苔黄等	热性食物: 如桂圆、荔枝、红枣、牛羊狗肉、红参、姜、椒等
偏寒症: 畏寒怕冷、神疲乏力、少气懒言、倦卧嗜睡、脉微无力或口淡不渴、痰多稀粘、尿清便溏、面白或尿少肿胀，舌质胖淡等	凉性食物: 如西瓜、梨、河蚌、甲鱼、螃蟹等

　　西医对癌症患者的饮食，强调避免进食过多荤腥油腻食物，忌吃腌制、油炸、烧烤、霉变的食物（特别是霉变的花生和芝麻等）和酒等，因为这些食物与某些癌症的发生有一定的关系。抗癌治疗期间的忌口，主要是由于可能出现恶心、呕吐、食欲降低、便秘等毒副反应，此时应以清淡、易消化的食物为主，并注意饮食的均衡，避免因进食油腻、辛辣刺激的食物加重上述毒副反应。

　　"忌口"，是建立在吃饱吃好的基础上的，不可一概而论，而应结合患者的饮食习惯。对于平时喜欢腌制、油炸、烧烤、油腻、辛辣食物的患者，可根据自己的实际情况适量进食。

七、癌症患者什么时候需要营养治疗？

　　上述谈到的营养饮食，主要是针对营养状态相对较好的癌症患者。这里的营养治疗，主要针对已经出现营养问题的癌症患者，此时需要在医生、营养医师或临床药师的指导下进行治疗。患者出现下列情况时需要营养治疗：

1. 单靠饮食已经不能满足患者的营养需求时，如患者出现严重的恶心、呕吐导致难以正常进食，并且持续时间较长。

2. 出现肠梗阻并发症，医生要求患者不能进食或者限制食物。

3. 医生认为有必要进行营养治疗的其他情况。

八、癌症患者如何进行营养治疗？

营养治疗分肠内营养治疗和肠外营养治疗两种类型。

1. 肠内营养治疗：指通过口服或鼻饲的途径给予肠内营养药物，如肠内营养粉剂、氨基酸型肠内营养剂、整蛋白型肠内营养剂和短肽型肠内营养剂等。

2. 肠外营养治疗：指通过静脉途径给予肠外营养，主要包括葡萄糖、脂肪乳、氨基酸、电解质、维生素及微量元素等营养成分。

九、乳腺癌患者能喝豆浆、蜂蜜吗？

有人说乳腺癌患者可喝豆浆、蜂蜜，也有人说不能喝豆浆、蜂蜜。到底怎么回事呢？

"喝豆浆可能致癌"的说法在广大群众中比较流行。已经患上乳腺癌的患者常怀疑自己是不是喝太多豆浆、蜂蜜了，并坚决不再食用。

其实，豆浆和蜂蜜不仅不会诱发乳腺癌，反而可降低乳腺癌的发病率，是乳腺癌的保护性因素。豆浆、蜂蜜中含有植物雌激素类黄酮对女性体内雌激素水平具有双向调节的作用：一方面可对人体起到补充雌激素的作用；另一方面，在体内雌激素水平过高时，又会阻止雌激素过量导致的不良作用，从而使女性体内雌激素水平保持平衡。

中国和日本等亚洲国家人均大豆消耗量是欧美的 20 倍以上，亚洲妇女乳腺癌的发病率远低于欧美妇女，摄入大量的大豆及大豆制品便是原因之一。日本、新加坡等国家的关于膳食结构与乳腺癌相关性的研究亦表明，豆制品的摄入可以降低妇女的乳腺癌发病风险。适量的豆制品摄入是安全的，不会诱发乳腺癌。已经患有乳腺癌的病人，食用豆制品不会促使乳腺癌复发，更不会加重病情。

综上所述，乳腺癌患者可以喝豆浆、蜂蜜。

十、怎样看待部分食物能预防癌症？

大家可能了解到一些关于蔬菜、水果能防癌的说法。防癌蔬菜如：茄子、大白菜、白萝卜、胡萝卜、扁豆、甘蓝（卷心菜）、大蒜、芦笋和蘑菇等。防癌水果如：草莓、柑橘、猕猴桃、梨、杏、葡萄、山楂、苹果、哈密瓜和柠檬等。那么，这些食物究竟有没有防癌功效呢？

以大蒜为例。大蒜是日常饮食中最重要的食材之一，大蒜除了有防癌功效外，还有抗菌、降血脂、降压、预防心脑血管疾病等功效。大蒜的这些功效的确得到了一些现代医学研究的证明。但是为什么经常吃大蒜的人也会患癌症和心脑血管疾病呢？因为上面说的那些研究多数只是细胞或动物实验层面的研究结果，并不能简单地推到人身上。从这一方面来讲，大家不要过于指望吃大蒜能强身健体，更不要相信打着"抗癌防癌"旗号的"大蒜制品"。

当然，上述防癌食品，作为蔬菜水果，正常吃是没有问题的，只是不提倡为了以预防癌症为目地大量食用，因为它们是否具有防癌作用还没有科学定论。

十一、保健品有抗癌作用吗？

市场上有各种各样的保健品，有的宣称可以预防癌症，有的宣称可以治疗癌症。这些保健品究竟有没有抗癌作用呢？

国家食品药品监督管理局（CFDA）是保健食品的全国最高权威管理机构。CFDA对保健食品的功能范围作了明确界定，并仅限于27种。其中包括增强免疫力、缓解体力疲劳、改善睡眠、促进消化、通便等，但是不包括抗癌作用。宣称有抗癌作用的保健品都属于虚假宣传，属于违法行为。违法宣传的保健品，大家有什么理由去相信它们。

保健品的有些成分经过某些研究（主要是体外实验和动物实验），提示可能有抗癌功效，但是不等于说这些保健品有抗癌作用。人们使用保健品，需要花费一些钱可能还是小事，若是因为使用保健品而不接受正规的抗癌治疗，耽误了病情，这实在是得不偿失。

当然，这并不是说癌症患者不能吃保健品。癌症患者往往会伴有免疫力降低、疲劳、睡眠不好等情况，在经济条件允许的情况下，可以服用一些正规的有助于改善生活质量的保健品。

十二、冬虫夏草和灵芝孢子粉可抗癌吗？

冬虫夏草，又名虫草，是我国民间常用的一种名贵滋补药材，既可入药，也可食用，具有较高的营养价值。虫草价格从每克数十至数百元不等，有"软黄金"之称。灵芝孢子粉是灵芝在生长成熟期的种子，具有一定的保健作用。近年来，有报道称虫草和灵芝孢子粉不仅有增强免疫力作用，也有一定的抗癌作用。那怎么理解虫草和灵芝孢子粉的抗癌作用呢？

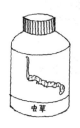
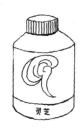

虫草的最重要成分为虫草素。虫草素对肺癌、肝癌、前列腺癌、宫颈癌、结肠癌等多种癌症的确具有抑制作用，但仅限于体外实验研究（运用癌细胞所做的实验）和动物实验研究（在大鼠、小鼠等动物所做的实验），缺乏以人体为研究对象的临床研究。

灵芝对肺癌、乳腺癌、胃癌、食管癌等多种癌症有一定功效，除了体外实验研究和动物实验研究证明外，还有一些临床研究的证明。如灵芝孢子粉可改善接受内分泌治疗乳腺癌患者的疲劳，改善患者的抑郁程度，提高生活质量。但是，灵芝孢子粉的这种作用并不是直接的抗癌作用，与西药抗癌作用有本质的区别。

虫草和灵芝孢子粉抗癌的功效常被人们夸大。在目前一些冠以"虫草"、"灵芝孢子粉"之名的保健品充斥市场的环境下，盲目追求其神奇的抗癌效果，实在是舍本逐末。

十三、癌症患者是否都需要输注人血白蛋白？

一些癌症患者及其家属认为人血白蛋白可补充营养、提高免疫力，主动要求使用。癌症患者是否都需要输注人血白蛋白呢？其实不然。

常规肝功能检查里面有一项指标是白蛋白，其正常范围是35~50g/L。当白蛋白并不低（≥35g/L）时，补充白蛋白是没有必要的。此时若输注人血白蛋白，只是作为普通的能量被消耗掉，并不会改善患者的营养状况，也不会提高免疫力。

当白蛋白处于 25~35g/L 的范围时，医生会根据患者的具体情况决定是否需要输注人血白蛋白。当白蛋白 < 25g/L，伴随有明显双下肢浮肿、腹水、肝功能衰竭时，这时往往必须输注人血白蛋白。

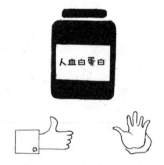

十四、结语

除了癌症本身可能导致营养不良外，抗癌药物治疗期间，患者也常会出现食欲下降、恶心、呕吐等胃肠道反应而影响到正常进食。在此过程中，医生、临床药师以及营养医师都可以为患者提供饮食和营养治疗指导，必要时使用一些营养药物治疗。

第十章
附　录

一、常见癌症的药物治疗手段及治疗药物一览表

癌症类型	化疗	靶向治疗	内分泌治疗	免疫治疗
肺癌	顺铂、卡铂、奈达铂、洛铂、紫杉醇、多西他赛、依托泊苷、伊立替康、吉西他滨、长春瑞滨、培美曲塞	吉非替尼、厄洛替尼、埃克替尼、阿法替尼、奥希替尼、克唑替尼、色瑞替尼、贝伐珠单抗、重组人血管内皮抑制素		纳武单抗、派姆单抗、阿特珠单抗
胃癌	氟尿嘧啶、卡培他滨、替吉奥、奥沙利铂、顺铂、卡铂、紫杉醇、多西他赛、多柔比星、表柔比星	曲妥珠单抗、雷莫卢单抗、尼妥珠单抗、阿帕替尼		
食管癌	顺铂、卡铂、奈达铂、洛铂、氟尿嘧啶、卡培他滨、紫杉醇、多西他赛、表柔比星、吉西他滨、长春瑞滨、伊立替康			
肝癌	氟尿嘧啶、吉西他滨、奥沙利铂、多柔比星	索拉非尼、瑞戈非尼、乐伐替尼		免疫调节剂（干扰素 α、胸腺肽 α1、纳武单抗、派姆单抗

结直肠癌	氟尿嘧啶、卡培他滨、奥沙利铂、伊立替康、雷替曲塞	贝伐珠单抗、西妥昔单抗、帕尼单抗、衣维莫司、帕博西林、瑞博西尼	
乳腺癌	多柔比星、表柔比星、氟尿嘧啶、卡培他滨、紫杉醇、多西他赛、环磷酰胺、甲氨蝶呤、吉西他滨	曲妥珠单抗、帕妥珠单抗、拉帕替尼、依维莫司、帕博西林、瑞博西尼	他莫昔芬、托瑞米芬、氟维司群、来曲唑、阿那曲唑、依西美坦、戈舍瑞林、亮丙瑞林、甲地孕酮
脑癌	替莫唑胺、洛莫司汀、卡莫司汀、长春新碱、伊立替康、依托泊苷、顺铂、卡铂	贝伐珠单抗	
宫颈癌	顺铂、卡铂、紫杉醇、多西他赛、白蛋白结合型紫杉醇、吉西他滨、异环磷酰胺、拓扑替康、伊立替康、培美曲塞、长春瑞滨	贝伐珠单抗	
胰腺癌	吉西他滨、氟尿嘧啶、卡培他滨、多西他赛、白蛋白结合型紫杉醇、奥沙利铂、顺铂、伊立替康	贝伐珠单抗、厄洛替尼、依维莫司	
甲状腺癌	紫杉醇、多西他赛、卡铂、多柔比星	凡德他尼、舒尼替尼、索拉非尼、乐伐替尼	
膀胱癌	顺铂、卡铂、紫杉醇、多西他赛、氟尿嘧啶、卡培他滨、多柔比星、表柔比星、甲氨蝶呤、吉西他滨、丝裂霉素		

肾癌	氟尿嘧啶、顺铂、卡铂、吉西他滨	索拉非尼、舒尼替尼、贝伐珠单抗、帕唑帕尼、阿西替尼、依维莫司		白介素 -2、干扰素 -α2a、干扰素 -α2b、干扰素 -γ
子宫内膜癌	顺铂、卡铂、紫杉醇、多西他赛、多柔比星			甲羟孕酮、他莫昔芬、雷莫昔芬
鼻咽癌	氟尿嘧啶、紫杉醇、多西他赛、表柔比星、吉西他滨、异环磷酰胺、甲氨蝶呤、博来霉素	尼妥珠单抗、西妥昔单抗		
前列腺癌	多西他赛、卡巴他赛、米托蒽醌、泼尼松			戈舍瑞林、亮丙瑞林、曲普瑞林、比卡鲁胺、氟他胺、阿比特龙、恩杂鲁胺
卵巢癌	紫杉醇、白蛋白结合型紫杉醇、多西他赛、顺铂、卡铂、氟尿嘧啶、吉西他滨、依托泊苷、多柔比星、培美曲塞、拓扑替康、博来霉素	贝伐珠单抗		
恶性淋巴瘤	多柔比星、博来霉素、长春花碱、长春新碱、达卡巴嗪、环磷酰胺、依托泊苷、泼尼松	利妥昔单抗		
骨肉瘤	顺铂、多柔比星、异环磷酰胺、甲氨蝶呤、吉西他滨、多西他赛、依托泊苷			
软组织肉瘤	多柔比星、环磷酰胺、异环磷酰胺、达卡巴嗪、吉西他滨、多西他赛			

二、抗癌药物常见毒副反应分级

毒副反应	分级			
	1	2	3	4
消化系统				
厌食	食欲减退，但不伴有饮食习惯改变	进食改变，但不伴有体重降低或营养不良；需要口服补充营养	出现明显体重降低或营养不良症状；需要鼻饲或全肠外营养	危及生命；需要紧急治疗
恶心	食欲降低，不伴有进食习惯改变	不伴有体重下降的经口摄食减少，脱水或营养不良	经口摄入能量和水分不足；需鼻饲，全肠外营养或者住院	—
呕吐	24小时内发作1~2次（间隔5分钟）	24小时内发作3~5次（间隔5分钟）	24小时内发作≥6次（间隔5分钟）	危及生命；需要紧急治疗
便秘	偶然或间断性出现便秘；偶尔需要使用粪便软化剂，轻泻药，饮食习惯调整或灌肠	持续性症状，需要规律使用轻泻药或灌肠；影响工具性日常生活活动	需手工疏通的顽固性便秘；影响个人日常生活活动	危及生命；需要紧急治疗
腹泻	大便次数增加，每天<4次，或者造瘘口排出物轻度增加	大便次数增加，每天4~6次，或者造瘘口排出物中度增加	大便次数增加，每天≥7次；大便失禁；需住院治疗；或者造瘘口排出物重度增加；影响个人日常生活活动	危及生命；需要紧急治疗
口腔溃疡	无症状或轻症；无需治疗	中度疼痛；不影响经口进食；需要调整饮食	重度疼痛；影响经口进食	危及生命；需要紧急治疗
血液系统				
白细胞减少	$3.0 \times 10^9/L \sim$ 正常值下限	$2.0 \sim 3.0 \times 10^9/L$	$1.0 \sim 2.0 \times 10^9/L$	$<1.0 \times 10^9/L$

中性粒细胞减少	1.5×10^9/L~ 正常值下限	$1.0~1.5 \times 10^9$/L	$0.5~1.0 \times 10^9$/L	$<0.5 \times 10^9$/L
贫血	100g/L~ 正常值下限	80~100g/L	<80g/L；需要输血治疗	危及生命；需要紧急治疗
血小板减少	75×10^9/L~ 正常值下限	$50~75 \times 10^9$/L	$25~50 \times 10^9$/L	$<25 \times 10^9$/L
注射部位反应	压痛伴或不伴有症状，如热感、红斑、瘙痒	疼痛，水肿，静脉炎	溃疡形成或坏死，重度组织损伤	危及生命，需要紧急治疗

全身性

疲劳	疲劳，休息后缓解	疲劳，休息后不能缓解；影响工具性日常生活活动	疲劳，休息后不能缓解；影响个人日常生活活动	–
发热	38.0℃~39.0℃	39.0℃~40.0℃	>40.0℃，持续时间≤ 24 小时	>40.0℃，持续时间≥ 24 小时
体重下降	参照基线，体重减轻5%~10%，无需治疗	参照基线，体重减轻10%~<20%，需要给予营养支持	参照基线，体重减轻≥ 20%，需要鼻饲或全肠外营养	–

实验室检查

谷丙/谷草转氨酶升高	正常值上限~3.0 倍正常值上限	3.0~5.0 倍正常值上限	5.0~20.0 倍正常值上限	>20 倍正常值上限
碱性磷酸酶升高	正常值上限~2.5 倍正常值上限	2.5~5.0 倍正常值上限	5.0~20.0 倍正常值上限	>20 倍正常值上限

血胆红素升高	正常值上限~1.5 倍正常值上限	1.5~3.0 倍正常值上限	3.0~10.0 倍正常值上限	>10 倍正常值上限
低白蛋白血症	30g/L~ 正常值下限	20~30g/L	<20g/L	危及生命；需要治疗
血尿	无症状，仅临床观察或诊断所见，不需要治疗	轻微症状，需要导尿管膀胱清洗；影响工具性日常生活活动	大量血尿，需要输血，静脉给药或住院治疗；影响个人日常生活活动	危及生命；需要紧急治疗
蛋白尿	蛋白尿 1+，24 小时尿蛋白小于 1.0g	蛋白尿 2+，24 小时尿蛋白 1.0~3.4g	24 小时尿蛋白 ≥ 3.5g	—
血清肌酐	1.0~1.5 倍正常值上限	1.5~3.0 倍正常值上限	3.0~6.0 倍正常值上限	>6 倍正常值上限

其 他

外周神经病变	无症状或轻微症状，仅在临床和诊断中发现，不需治疗	中度症状；影响工具性日常生活活动	严重症状；影响个人日常生活活动	
过敏反应（变态反应）	一过性潮红或皮疹；体温 <38℃，不需要治疗	需要对症治疗；采取预防性服药 ≤ 24 小时	有症状的支气管痉挛或不伴有荨麻疹；需要肠外治疗；水肿；低血压	危及生命；需要紧急治疗
手足综合征	轻微皮肤改变或皮肤炎（红斑、水肿、角化过度，不伴随疼痛感）	皮肤改变（剥落、水泡、出血、肿胀、角化过度），疼痛，影响工具性日常生活活动	重度皮肤改变（剥落、水泡、出血、水肿、角化过度），疼痛，影响个人日常生活活动	—

脱发	头发丢失少于50%，远看没有区别，但近看能看出。需要改变发型来掩饰头发丢失，但不需要假发或假发块来掩饰	头发丢失大于50%，症状明显，需要假发或假发块，心理有影响	—	—
瘙痒	轻度或局限的；需要局部干预	集中的或广泛分布；间歇性发作；搔抓引起皮肤改变（肿胀，丘疹，脱皮，苔藓样，渗出）；需要口服药治疗；影响工具性日常生活活动	集中或广泛分布；持续性发作；影响个人日常生活活动或睡眠；需要药物治疗	—
呼吸困难	中度活动时呼吸短促	少量活动时呼吸短促；影响工具性日常生活活动	休息时呼吸短促；影响个人日常生活活动	危及生命；需要紧急治疗
甲沟炎	甲褶水肿或红斑；角质层受损	需要局部治疗；需要口服药物治疗；甲褶水肿或痛性红斑；指甲脱落或指甲板分离；影响工具性日常生活活动	需要外科手术治疗或静脉给予抗生素治疗；影响个人日常生活活动	—

备注：

1. 该表根据美国卫生及公共服务部等单位联合发布的第 4 版《常见不良反应事件评价标准（Common Terminology criteria for adverse events，CTCAE）》，结合本书的内容需要制订。

2. CTCAE 对药物毒副反应的严重程度分 1~5 级。5 级均指死亡，1~4 级分级标准如下：

（1）1 级：轻度；无症状或轻度症状；仅临床或诊断发现；无需治疗。

（2）2级：中度；最小的、局部的或非侵入性治疗指征；年龄相关日常生活工具性活动受限。

（3）3级：重度或重要医学意义，但不会立即危及生命；住院治疗或延长住院时间指征；致残；个人日常生活活动受限。

（4）4级：危及生命，需紧急治疗。

3. 其他：

（1）工具性日常生活活动：指做饭、购买杂货或衣物、使用电话等。

（2）个人日常生活活动：指洗澡、穿脱衣、吃饭、上厕所、服药等。

（3）"–"指不存在该项目。

（4）恶心：症状表现为反胃／急需呕吐。

（5）外周神经病变：症状表现为四肢麻木、感觉异常、肌肉痉挛、抽搐或是灼热感。

后　记

在完成《癌症用药手册》全部书稿的编修，撰写后记的时候，我们首先要感谢认可临床药师的所有患者及其家属，正是在他们的充分信任和支持下，临床药学工作才能有意义地开展下去。部分癌症患者及其家属在本书编写过程中提供了宝贵的建议，这为我们输注了足够的动力和能量，使我们更加有信心完成编写工作并以此书回馈他们及所有读者。

感谢桂玲老师、夏曙教授、付强教授、褚辉生教授、崔洁主任、刘元江老师、汪华君药师、张夏兰药师、顾海娟药师、周虹药师、赵成龙药师、曾晓药师、张怡药师、石美智药师以及王倩倩同学等，他们为本书的撰写和修订提供了非常宝贵的建议。

感谢杨全良主任、周彤主任、蒋华主任、毕延智医生、孙毅医生、马剑医生、肖敏医生、周小月医生、刘茜医生、罗慧护士、朱琳营养医师、邓玉琴药师、白宏药师、周捷药师等，他们从各自专业的角度对全书进行了严谨细致地修订。

感谢审稿专家凌扬院长、张程亮副主任药师，正是由于他们的密切协作、辛苦付出和严格把关，才使得本书能够高质量、高效地完成编修。

感谢薛宏波主任在整个编修过程中协调多方面的资源及各类事项，使我们所有编者能够齐心协力、全力以赴地克服诸多困难并顺利完成本书的编修。

最后深深感谢敬爱的游一中主任，他从本书的策划、编排、撰写到统稿和出版，都付出了大量的心血和精力，本书的出版面世离不开他的倡导、组织和付出，在此表达最崇高的敬意。

编者

2017 年 8 月